YIYAO HUAXUE JICHU SHIYAN

高职高专"十二五"规划教材

医药化学基础实验

李明梅 张 威 主编

邬瑞斌 主审

U0228721

第二版

The Second Edition

化学工业出版社

·北京·

《医药化学基础实验》（第二版）是《医药化学基础》（第二版）的配套用书，包括无机化学、有机化学、分析化学等方面的技能训练，主要内容有化学基础知识、基本技能、分离提纯技术、分析测定技术四个方面。

本书可作为高职高专类的药学、生物制药、药物制剂、药物分析技术、药品经营管理、临床医学、医学检验、医学口腔技术、营养与食品卫生等专业的学生用书，也可作为教师的教学参考用书。

图书在版编目（CIP）数据

医药化学基础实验/李明梅，张威主编 . 2 版 . —北京：
化学工业出版社，2015.8（2023.8重印）
高职高专"十二五"规划教材
ISBN 978-7-122-24483-3

Ⅰ.①医… Ⅱ.①李…②张… Ⅲ.①医用化学-高
等职业教育-教材 Ⅳ.①R313

中国版本图书馆 CIP 数据核字（2015）第 146570 号

责任编辑：旷英姿 装帧设计：史利平
责任校对：宋 玮

出版发行：化学工业出版社（北京市东城区青年湖南街 13 号 邮政编码 100011）
印 装：北京科印技术咨询服务有限公司数码印刷分部
787mm×1092mm 1/16 印张8 字数147千字 2023 年 8 月北京第 2 版第 3 次印刷

购书咨询：010-64518888 售后服务：010-64518899
网 址：http://www.cip.com.cn
凡购买本书，如有缺损质量问题，本社销售中心负责调换。

定 价：**20.00 元**

编 审 人 员

主　编　李明梅　张　威
副主编　商传宝　洪　键
主　审　邬瑞斌
编写人员（按姓名笔画排序）

仇　凡	盐城卫生职业技术学院
石　云	盐城卫生职业技术学院
刘建华	江苏建康职业学院
汤　铮	江苏建康职业学院
李明梅	盐城卫生职业技术学院
张　威	江苏建康职业学院
张思访	江苏建康职业学院
陈中芹	盐城技师学院
郑　明	江苏建康职业学院
周秀芹	盐城工业职业技术学院
洪　键	盐城师范学院
高前长	淄博职业学院
商传宝	淄博职业学院
裘兰兰	盐城卫生职业技术学院

前　言

　　《医药化学基础实验》(第二版)是在《医药化学基础实验及学习指导》第一版基础上修订而成,与李明梅主编的《医药化学基础》(第二版)相配套的实验用书。为了满足"能力本位,全面提高学生素质,理论联系实际,与职业技能鉴定接轨"的新形势下高等职业技术教育的需要,编者精心设计了无机化学、有机化学、分析化学等方面的技能训练项目,培养学生的基本操作技能和操作规范,培养理论联系实际、实事求是的科学态度和良好的职业道德及化学实验能力。

　　本书第一版含有学习指导内容,通过几年使用发现一些学校对含有学习指导内容教材不予征订,故我们考虑第二版将这部分内容删去。另外,我们增加了附录,内容包括职业技能鉴定考核实验综合练习和常见指示剂的变色范围及配制。

　　参与本教材修订的院校的有盐城工业职业技术学院周秀芹;江苏建康职业学院汤铮、张威、张思访、郑明、刘建华;盐城卫生职业技术学院李明梅、裴兰兰、仇凡、石云;淄博职业学院商传宝、高前长;盐城师范学院洪键;盐城技师学院陈中芹等。

　　修订过程中,得到了化学工业出版社和用书学校的大力支持与帮助,在此一并表示衷心的感谢!

　　限于编者的水平和能力,书中疏漏和不妥之处在所难免,望读者和同行多提宝贵意见,以期今后进一步完善。

编者

2015 年 6 月

第一版前言

《医药化学基础实验及学习指导》是化学工业出版社出版的高职高专"十一五"规划教材《医药化学基础》(李明梅主编)的配套用书。为了满足"能力本位,全面提高学生素质,理论联系实际,与职业技能鉴定接轨"的新形势下高等职业技术教育的需要,编者精心设计了与《医药化学基础》教材相对应的"医药化学基础实验"和"医药化学基础学习指导"两部分内容。

"医药化学基础实验"以提升岗位实践能力为宗旨,以提高学生的科学素养为目标,故在内容安排上以加强技能训练为主,突出实验的应用性。"医药化学基础实验"涵盖了与岗位技能密切联系的四大项目:基础知识、基本技能、分离提纯技术、分析测定技术。通过各个项目的实验,强化培养了学生的基本知识和基本操作技能,培养了学生的化学实践能力、化学应用能力和创新能力。

"医药化学基础学习指导"包括学习要点和习题。覆盖了教材的基本内容,做到淡化理论、强化应用,降低深度、增强广度,突出重点和难点,注意理论联系实际,旨在源于教材并高于教材。根据章节内容特点确定了多种题型,有填空题、选择题、计算题、书写结构和命名、鉴别题、判断题、推导结构等,同时都配有参考答案,较好地为学生的自主学习提供帮助。

本书可作为高职高专类的药学、生物制药、药物制剂、药物分析技术、药品经营管理、临床医学、医学检验、医学口腔技术、营养与食品卫生等专业的学生用书,也可作为教师的教学参考用书。

本教材由李明梅、张威主编并统稿,商传宝、洪键担任副主编。由中国药科大学邬瑞斌担任主审。编者承担任务如下:第一部分的实验一、实验二十八由周秀芹编写;实验二由高前长编写;实验三、实验十五由汤铮编写;实验四、实验七、实验十一由李明梅编写;实验五、实验六、实验八、实验九由仇凡编写;实验十、实验二十五、实验二十六由张思访编写;实验十二、实验十三由商传宝编写;实验十四、实验二十由石云编写;实验十六、实验十七由裘兰兰编写;实验十八、实验十九由洪键编写;实验二十一、实验二十二由郑明编写;实验二十三、实验二十四由刘建华编写;实验二十七由陈中芹编写。第二部分的第一章由张威编写；第二、第十九章由商传宝编写；第三章由李明娟编写；第四章由许小青编写；第五、第六章由高前长编写；第七、第十三章由张立虎编写；第八章由鲍真真编写；第九、第十章由陈钧编写；第十一章由仇凡编写；第十二章由杨海军编写；第十四、第十七章由关丽玲编写；第十五、第十六章由李明梅编写；第十八章由鲁正熹编写；第二十章由梅小亮编写；第二十一章由陈中芹编写；第二十二章由石云编写。

本书在编写过程中得到了化学工业出版社和各编者所在单位的大力支持和帮助，在此表示由衷的感谢。

限于编者的水平和能力，书中疏漏和不妥之处在所难免，希望广大读者不吝赐教及时提出宝贵意见，以期今后进一步完善。

编者

2010 年 6 月

目　录

项目一　基础知识 ··· 1

实验一　化学实验基本知识 ··· 1

项目二　基本技能 ··· 16

实验二　称量技术 ·· 16

实验三　溶液配制技术 ·· 21

实验四　熔点的测定技术 ·· 24

项目三　分离提纯技术 ··· 28

实验五　结晶与重结晶技术 ·· 28

实验六　液体的萃取技术 ·· 33

实验七　蒸馏和沸点测定技术 ·· 36

实验八　减压蒸馏技术 ·· 40

实验九　水蒸气蒸馏技术 ·· 44

实验十　乙酰水杨酸的合成及提纯 ·· 46

实验十一　苯甲酸乙酯的制备 ·· 49

项目四　分析测定技术 ··· 52

实验十二　葡萄糖旋光度的测定 ·· 52

实验十三　折射率的测定技术 ·· 56

实验十四　滴定分析常用仪器及基本操作 ······································ 59

实验十五　酸碱标准溶液的配制及标定 ·· 68

实验十六　药用硼砂的含量测定 ·· 73

实验十七　药用 NaOH 的含量测定（双指示剂法） ······························· 75

实验十八　$AgNO_3$ 标准溶液的配制和标定 ······································ 78

实验十九　生理盐水中 NaCl 的含量测定（莫尔法） ····························· 81

实验二十　EDTA 标准溶液的配制和标定 ·· 83

实验二十一　水的总硬度及钙镁离子的含量测定 ·············· 86

实验二十二　$Na_2S_2O_3$ 标准溶液的配制和标定 ·············· 90

实验二十三　碘标准溶液的配制和标定 ·············· 93

实验二十四　维生素 C 的含量测定 ·············· 95

实验二十五　$KMnO_4$ 标准溶液的配制和标定 ·············· 97

实验二十六　H_2O_2 含量测定 ·············· 100

实验二十七　水样中 COD 的测定（高锰酸钾法） ·············· 102

实验二十八　醋酸电离常数测定 ·············· 105

附录 ·············· 110

一、实验综合练习 ·············· 110

二、常见指示剂的变色范围及配制 ·············· 117

参考文献 ·············· 120

项目一　基础知识

实验一　化学实验基本知识

一、实验室规则

（1）课前要认真预习，明确实验目的，领会实验原理，了解实验内容、步骤和注意事项。

（2）做实验必须穿实验服，否则不允许进实验室。实验前应认真清洗要用的仪器，并按顺序整齐排放。检查仪器的数量、破损情况，发现问题应及时报告实验指导教师。

（3）实验指导教师讲解时，要认真听讲，积极思考。实验时严格按照规范的操作要求进行，仔细观察实验现象并及时记录。所有实验中的原始数据必须记录在实验记录本上，不得涂改、编造实验数据，严禁抄袭他人的实验记录。

（4）自觉遵守实验室的各项规章制度，保持实验室内安静、实验台面的清洁整齐，树立环境保护意识，节约水、电、材料，爱护仪器和公用设施，使用精密仪器后应在使用登记本上签字，养成良好的实验室工作习惯。

（5）实验课期间不能擅自离开实验室，不得随意更改座次。禁止将食物带入实验室，上课时应将手机关闭。

（6）爱护实验室的公物，损坏仪器要及时领取新仪器并照章赔偿。如果隐瞒不报，一经发现要加倍赔偿，并写书面检查。未经许可不准动用与本实验无关的仪器设备及物品，严禁将实验物品带出室外，借出物品必须办理登记手续。

（7）了解消防设施和安全通道的位置。遇到事故应立即采取紧急措施，并及时向教员报告。

（8）上课不迟到。因病、因事缺席必须向实验指导教师请假。缺做的实验应予以补做，否则不得参加理论课程的考试。

（9）实验完毕后整理好实验装置，请实验指导教师检查、签字后方可离开。实验后由各组长安排值日生打扫卫生。火柴杆、纸张、废物等只能丢入垃圾筐内，不能随意扔到水池中，以免引起堵塞。值日生应认真做好实验室的清洁卫生，关好水、电、门、窗。打扫干净后报告实验指导教师，检查合格后经允许方可离开。

（10）认真书写实验报告。报告中应写清楚姓名、学号、专业、日期，内容包括题目、目的、原理（简单地用文字、化学反应式、计算式说明）、主要试剂和仪器、步骤、数据及分析结果的处理、思考题、问题讨论。下次课前由组长将本组实验报告交到教员办公室，缓交者扣分，不交者零分。

二、实验室安全规则

（1）实验室是大学生进行化学知识学习和科学研究的场所，必须严肃、认真。

（2）在进入实验室前必须要熟悉和遵守实验安全规则。

（3）了解实验室水、电、气（煤气）总开关的地方，了解消防器材（消火栓、灭火器等）、紧急急救箱、紧急淋洗器、洗眼装置等的位置和正确使用方法以及安全通道。

（4）了解实验室的主要设施及布局，主要仪器设备以及通风实验柜的位置、开关和安全使用方法。

（5）做化学实验期间必须穿实验服（过膝、长袖），戴防护镜或自己的近视镜（包括戴隐形眼镜者）。长发（过衣领）必须扎短或藏于帽内，不准穿拖鞋。

（6）严禁将任何灼热物品直接放在实验台上。

（7）产生危险和难闻气体的实验必须在通风柜中进行。

（8）取用化学试剂必须小心，在使用腐蚀性、有毒、易燃、易爆试剂（特别是有机试剂）之前，必须仔细阅读有关安全说明。使用移液管取液时，必须用洗耳球。

（9）一切废弃物必须放在指定的废物收集器内。

（10）使用玻璃仪器必须小心操作，以免打碎、划伤自己或他人。

（11）禁止在实验室内吃食品、喝水、咀嚼口香糖。实验后，吃饭前，必须洗手。

（12）实验后要将实验仪器清洗干净，关好水、电、气开关和做好清洁卫生工作。实验室备有公用手套供学生使用。

（13）一旦出现实验事故，如灼伤、化学试剂溅洒在皮肤上，应即时用药处理或立即用冷水冲洗，被污染的衣服要尽快脱掉。

（14）实验室所有的药品不得携带出室外。用剩的有毒药品要还给指导教师。

（15）在化学实验室进行实验不允许嬉闹、高声喧哗，也不允许戴耳机边听边做实验。

（16）实验结束后，由指导教师签字，方可离开实验室。

（17）任何有关实验安全问题，皆可询问指导教师。发生事故，必须立即报告，即时处理。

三、实验室常见紧急情况的处理

在基础化学实验中，经常接触某些有毒性的试剂，且在实验中有些反应也产生某些有毒性的气体或烟雾。此外，实验中还会偶然发生烧伤、烫伤、炸伤及触电等事故。因此，应具备一定的毒物知识和安全防护知识，尽量避免发生事故，而当事故一旦发生后，能采取紧急处理措施，减少损失与伤害。

1. **实验室中毒及急救**

（1）毒物入侵途径　毒物一般是通过呼吸道、消化道和皮肤黏膜三个途径进入人体，引起中毒的。

① 各种挥发性大的有机溶剂以及反应产生的有毒气体、烟雾或粉尘等极易通过呼吸道进入人体引起中毒。

② 氰化物、砷化物及农药等有毒物质一般是由于手上沾有毒物，在吸烟或进食时咽入而引起中毒。

③ 汞剂、苯胺和硝基苯等可通过皮肤黏膜吸收而引起中毒。

（2）急救措施　在实验室有人中毒，应迅速查明原因，针对具体情况，采取以下具体措施。

① 急性呼吸系统中毒　使中毒者迅速脱离毒区，移入通风良好的地方，呼吸新鲜空气。如有休克、虚脱或心肺机能不全，必须做抗休克处理，如：人工呼吸、吸氧、喝兴奋剂（浓茶、咖啡）等。

② 皮肤、眼、鼻和咽喉受毒物侵害　应立即使用大量自来水冲洗，然后送医院请专科医生处理。

2. **实验室外伤和试剂腐蚀伤害及其对策**

实验室外伤主要是由于接触到高温物质或腐蚀性化学物质而致，也可由火焰、爆炸、电及放射性物质而引起。

（1）化学烧伤　化学烧伤是由于操作者的皮肤触及到腐蚀性化学试剂所致。这些试剂包括：强酸类，特别是氢氟酸及其盐类，如可溶性氟化物以及浓硫酸、浓盐酸；碱类，如氨与碱金属的氟化物、氢氧化物、硫化物及碳酸盐等；氧化剂，如浓过氧化氢、过硫酸盐、铬酸和铬酸盐等；某些单质，如溴、碘、磷、钾和钠等。

化学烧伤的一般处理：发生化学烧伤时，应先清除皮肤上的化学样品，如伤处被衣服覆盖，应立即除去衣服，用消除这种化学物质的溶液仔细洗涤。如有害物质能溶于水，可用大量的水冲洗。如烧伤皮肤表面出现伤口，应防止化学药品的再次侵袭，同时尽可能彻底洗涤伤口和周围的皮肤。

（2）烫伤、烧伤和冻伤　烫伤、烧伤和冻伤是操作者身体直接触及火焰及高温、过冷物品（低温引起的冻伤，其性质与烫伤类似）所造成。

一度烫伤和烧伤（皮肤红肿发痛），可用冷水疗法止痛，在伤处涂紫药水或獾油烫伤膏等。亦可在伤处涂抹高锰酸钾饱和溶液或撒碳酸氢钠药粉；二度烫伤和烧伤（皮肤红肿起疱），皮肤红肿可用酒精消毒，也可涂搽獾油膏，或用3%～5%的高锰酸钾溶液或用5%丹宁酸处理，最后用消毒纱布轻轻包扎；三度烫伤和烧伤（皮肤脱落，露出肉芽）时，衣服常粘贴在烧伤的皮肤上。施行急救时，可将衣服剪开，用消毒纱布敷在受伤部位，立即送医院治疗。

（3）一般外伤的处理　对玻璃、金属器具造成的割伤，可用消毒棉花浸75%酒精把伤口清理干净，小心取出玻璃碴。用3.5%的碘酒涂在伤口四周，并在伤处撒上止血消炎粉。

（4）眼部灼伤的处理　当眼部受到灼伤时，急救应该分秒必争。被化学药品灼伤时，立即用大量的细水流冲洗，注意避免水流直射眼球，同时不要揉搓眼睛，以免药品侵入角膜使伤势加剧。如果是碱灼伤，水冲洗后再用2%硼酸溶液淋洗；如果是酸灼伤，水冲洗后再用3% $NaHCO_3$ 溶液淋洗。

四、分析检测中常用的水及试剂

1. 分析检测用水

分析检测用水不能直接使用自来水或其他天然水，而需使用按一定方法制备得到的纯水。纯水并不是绝对不含杂质，只是杂质的含量极微小而已。我国已建立了实验室用水规格的国家标准（GB 6682—92），"标准"中规定了实验室用水的技术指标、制备方法及检验方法。实验室用水的级别及主要指标见表1-1。

表1-1　实验室用水的级别及主要指标

名　称	一级	二级	三级
pH值范围(25℃)	—	—	5.0～7.5
电导率(25℃)/ms·m^{-1}(μs·cm^{-1})	≤0.01(0.1)	≤0.10(1.0)	≤0.05(5.0)
可氧化物质[以(O)计]/mg	—	<0.08	<0.4
蒸发残渣(105℃±2℃)/mg	—	≤1.0	≤2.0
可溶性硅[以(SiO_2)计]/mg	<0.01	<0.02	—
吸光度(254nm,1cm光程)	≤0.001	≤0.01	—

纯水来之不易，应根据实验对水的要求合理选用适当级别的水，并注意节约用水。在化学定量分析实验中一般使用三级水；仪器分析实验一般使用二级水，有的实验可使用三级水，有的实验（如电化学分析实验）则需使用一级水。

2. 分析检测中常用的试剂

（1）化学试剂的等级　通用的化学试剂，共分为四个纯度。市售化学试剂在瓶子的标签上用不同的符号和颜色标明它的纯度等级。以下是试剂的纯度及其适用范围。

① 优级纯（一级）　G. R. 绿色 用于分析实验和科研。

② 分析纯（二级）　A. R. 红色 用于分析实验和科研。

③ 化学纯（三级）　C. P. 蓝色 用于要求较高的化学实验。

④ 实验试剂（四级）　L. R. 黄色 用于一般要求的化学实验。

（2）化学试剂的分类保管　化学实验所用药品种类多，有些对人有毒害作用，有些易燃、易爆或有剧毒。药品的管理要以安全、不变质为原则。

① 一般试剂的分类保管　无机物按单质（金属和非金属），氧化物（碱性氧化物、酸性氧化物和两性氧化物），碱，酸和盐进行分类。

② 易变质试剂的保管　有些化学试剂易挥发和吸湿而潮解，有些试剂见光易分解，保管时按试剂性质妥善保管；易挥发的试剂如浓盐酸、浓氨水等应严密盖紧，放在阴凉处；易潮解的试剂如氯化钙、硝酸钠等应严密盖紧，还可加蜡密封；见光易分解的试剂如浓硝酸、硝酸银等应用棕色瓶盛装，放在阴凉避光处。

③ 危险药品的管理　凡是能发生燃烧、爆炸、中毒、灼烧等灾害的化学试剂都属于化学危险品。保存要严格遵守公安部门的使用规定。例如浓盐酸和浓硝酸保存在阴凉通风处，跟其他药品隔离放置。又如氯酸钾和高锰酸钾保存在阴凉通风处，与酸、木炭粉、金属粉等易燃物分开存放。磷、氯化汞等剧毒危险品，放置在专柜里，加锁，由专人负责保管。

五、实验与实验废弃物的处理

化学实验室大多数废气、废液、废渣都是有毒物质，其中还有些是剧毒物质和致癌物质，如果直接排放就会污染环境，损害人体健康。所以需要经过必要的处理才能排放。

1. 废气的处理

一般的有毒气体可通过通风橱或通风管道，经空气稀释排出。大量的有毒气体必须通过与氧充分燃烧或吸收处理后才能排放。

2. 废液的处理

废液应根据其化学特性选择合适的容器和存放地点，通过密闭容器存放，不可混合贮存，容器标签必须标明废物种类、贮存时间，定期处理。一般废液可通过酸碱中和、混凝沉淀、次氯酸钠氧化处理后排放，有机溶剂废液应根据性质进行回收。

(1) 含汞废液的处理　排放标准：废液中汞的最高容许排放浓度为 $0.05mg \cdot L^{-1}$（以 Hg 计）。

① 硫化物共沉淀法　先将含汞盐的废液的 pH 调至 8～10，然后加入过量的 Na_2S，使其生成 HgS 沉淀。再加入 $FeSO_4$（共沉淀剂），与过量的 S^{2-} 生成 FeS 沉淀，将悬浮在水中难以沉淀的 HgS 微粒吸附共沉淀。然后静置、分离，再经离心、过滤，滤液的含汞量可降至 $0.05mg \cdot L^{-1}$ 以下。

② 还原法　用铜屑、铁屑、锌粒、硼氢化钠等作还原剂，可以直接回收金属汞。

(2) 含镉废液的处理

① 氢氧化物沉淀法　在含镉的废液中投加石灰，调节 pH 至 10.5 以上，充分搅拌后放置，使镉离子变为难溶的 $Cd(OH)_2$ 沉淀。分离沉淀，用双硫腙分光光度法检测滤液中的 Cd 离子后（降至 $0.1mg \cdot L^{-1}$ 以下），将滤液中和至 pH 约为 7，然后排放。

② 离子交换法　利用 Cd^{2+} 比水中其他离子与阳离子交换树脂有更强的结合力，优先交换。

(3) 含铅废液的处理　在废液中加入消石灰，调节至 pH 大于 11，使废液中的铅生成 $Pb(OH)_2$ 沉淀。然后加入 $Al_2(SO_4)_3$（凝聚剂），将 pH 降至 7～8，则 $Pb(OH)_2$ 与 $Al(OH)_3$ 共沉淀，分离沉淀，达标后，排放废液。

(4) 含砷废液的处理　在含砷废液中加入 $FeCl_3$，使 Fe/As 达到 50，然后用消石灰将废液的 pH 控制在 8～10。利用新生氢氧化物和砷的化合物共沉淀的吸附作用，除去废液中的砷。放置一夜，分离沉淀，达标后，排放废液。

(5) 含酚废液的处理　酚属剧毒类细胞原浆毒物，处理方法：低浓度的含酚废液可加入次氯酸钠或漂白粉煮一下，使酚分解为二氧化碳和水。如果是高浓度的含酚废液，可通过醋酸丁酯萃取，再加少量的氢氧化钠溶液反萃取，经调节 pH 值后进行蒸馏回收，处理后的废液排放。

(6) 综合废液处理　用酸、碱调节废液 pH 为 3～4、加入铁粉，搅拌 30min，然后用碱调节 pH 为 9 左右，继续搅拌 10min，加入硫酸铝或碱式氯化铝混凝剂、进行混凝沉淀，上清液可直接排放，沉淀按废渣方式处理。

3. 固体废渣的处理

（1）露天焚烧法 此法最简便，凡可燃性废物均可适用。对于易燃物，可放在地上，置入金属浅盘内，或挖一土坑，然后引燃烧除。操作宜选风向稳定的天气进行。操作者应站上风处，保持一定的安全距离。必要时，为了确保安全，可用导火索引燃。对一些较难起燃的物品，可添加适量废纸（揉皱）、木材或废易燃溶剂（如乙醇、苯等）。焚烧地点应选僻远无人的空旷处所。必要时应配备防火衣，手套和洒水壶，此法的缺点是易于造成环境污染，处理量大时尤甚。

（2）焚秽炉焚烧法 在焚秽炉中焚烧化学废物，若控制适当，可免除上述危害，但在处理易爆物时，应注意防止发生事故。为了保证充分燃烧，焚秽炉应设复燃室。如有有毒气体（如氮的氧化物，二氧化硫等）产生，应设洗涤器。在处理时，可先烧危害性不大的废物，如废纸等，待炉温升高后再烧其他物品。这样可使易燃液体的蒸气获得充分的燃烧，并使刺激性有毒物质分解。

（3）下水道排放法 适用于可溶性废物，排放应满足以下要求：①不污染水源，排放浓度应符合国家有关河道污染容许水平的规定；②不形成易燃蒸气或其他危险性产物；③不会腐蚀或损坏下水道，不影响下水道的正常运行。凡不能满足上述要求者，应在排放之前作适当的处理。放射性物质的排放应符合特殊的要求。

（4）掩埋法 此法常用，但在将有害废物埋入土里时应注意以下几点：①掩埋地点应远离居民区，且有一定的深度，防止被旁人挖出；②防止污染水源（地下水或露天水源），一些水溶性物质在埋入土里后，由于雨水或地下水的作用，可向周围扩散并污染水源，为此必须采取预防措施（如用塑料袋封装等）；③有毒物品的掩埋处，不得种植作物，必要时可在四周设置障碍物及醒目标志；④掩埋地点应有记录，此后如需施工或整土时可作相应的处理。

4. 易爆化学品的处理

处理易爆物品，应特别小心。无论是在由存放处运至销毁场所的途中，或是在销毁时，均应注意人身安全，使用必要的防护用具和屏蔽。容器应妥加包扎；外垫防震垫料。途中应防剧烈震撞或滚动。销毁处应选空旷无人场所。避免在酷暑高温时进行处理。醚类、有机过氧化物可用露天焚烧法，用导火索引燃。三硝基苯、三硝基甲苯及苦味酸等虽也可用焚烧法处理，但通常先用化学法分解然后再焚烧。无机过氧化物可用过量的亚硫酸钠溶液分解。在有些场合，如含有多量过氧化物的乙醚等，可直接用撞击、引爆的方法处理。

六、认识常用的玻璃仪器

1. 温度计

国际温标规定，从低温到高温划分为四个温区，分别选用一个高度稳定的标准温度计来度量各固定点之间的温度值。这四个温区及相应的标准温度计见表1-2。

表 1-2　四个温区及相应的标准温度计

温度范围	标准温度计	温度范围	标准温度计
13.81~273.15K	铂电阻温度计	903.89~1337.58K	铂铑(10%)-铂热电偶
273.1~903.89K	铂电阻温度计	1337.58K 以上	光学温度计

（1）水银温度计　实验室中常用的水银温度计，是由一个盛有水银的玻璃泡、毛细管、刻度和温标组成的。

使用温度计时，首先要看清它的量程（测量范围），然后看清它的最小分度值，也就是每一小格所表示的值。要选择适当的温度计测量被测物体的温度。测量时温度计的液泡应与被测物体充分接触，且玻璃泡不能碰到被测物体的侧壁或底部；读数时，温度计不要离开被测物体，且眼睛的视线应与温度计内的液面相平。

使用水银温度计时，应注意以下事项：

① 使用前应进行校验（可以采用标准液温多支比较法进行校验或采用精度更高的温度计校验）。

② 不允许使用温度超过该种温度计的最大刻度值的测量值。

③ 温度计有热惯性，应在温度计达到稳定状态后读数。读数时应在温度凸形弯月面的最高切线方向读取，目光直视。

④ 水银温度计应与被测物质流动方向相垂直或呈倾斜状。

（2）贝克曼温度计　贝克曼（Beckmann）温度计是精密测量温度差值的温度计，汞球与汞贮槽由均匀的毛细管连通，其中除汞外是真空。刻度尺上的刻度一般只有5℃或6℃，最小刻度为0.01，可以估计到0.001℃（图1-1）。由于是德国化学家恩斯特·奥托·贝克曼发明，因而得名。使用方法介绍如下。

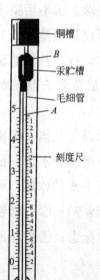

图 1-1　贝克曼
温度计

可以利用贝克曼温度计测量温差。在调节前最好应明确反应是放热还是吸热以及温差的范围，这样才好选择一个合适的位置。所谓合适的位置是指在所测量的起始温度，毛细管中的汞柱最高点应在刻度尺的什么位置才能达到实验的要求。

例如，有一物质溶于水（水温已用普通温度计测出为20℃），且知是一吸热反应，反应完毕温度约下降1℃，又知从刻度盘最高刻度"5"到毛细管和汞贮槽接口处这一段约相当于2.5℃，那么应该如何调节呢？

首先把汞球与汞贮槽连接起来，以调节汞球中汞量，使适合所需的测温范围，然后再将汞在连接处断开。方法是：①用手握住贝克曼温度计汞球，利用手温使汞上升，后将温度计倒置，使贮槽中汞与毛细管的汞相连接，再小心地倒回温度计至垂直位置。②因反应是某物质溶于水，始温为20℃，那么在20℃时汞柱最高点如在刻度"3"处，下降1℃左右从温度计刻度就能清楚地读出（当然汞柱最高点选在"4"也可以，可是选在"1"处就不合适了，因为若下降1℃多则无法读数）。本实验当选定20℃汞柱最高点在刻度"2"处时，把由第一步已连接好的温度计轻轻地放在24.5℃（20＋2＋2.5＝24.5）的恒温浴中，恒温5s。③取出温度计，右手握其中部，温度计垂直，汞球向下。用左手掌拍右手腕（注意：应离开桌子，以免碰坏温度计）靠振动的力量使汞柱在B处断开。这个动作应迅速，以防止由于与室温的差异而汞体积迅速变化使调节失败，但也不得过于紧张而损坏温度计，这样当汞球处在20℃汞最高点应在刻度"2"左右，如若相差很多需重新调节。

使用贝克曼温度计要注意：①贝克曼温度计是一种精密贵重的温度计，应轻拿轻放，必须握其中部（即重心处）才安全不致折断。②用左手掌拍右手腕时，温度计一定要垂直。否则毛细管易折断。③调节好的温度计一定要插在温度计架上，不能横放桌上，否则贮槽中汞和毛细管中的汞又会连接而需重新调节。④不能骤冷骤热，以防温度计炸裂。

2. 烧杯和烧瓶

（1）烧杯　常用的烧杯有低型烧杯、高型烧杯、三角烧杯三种（图1-2），主要用于配制溶液，煮沸、蒸发、浓缩溶液，进行化学反应以及少量物质的制备等。烧杯用硬质玻璃制造，它可承受500℃以下的温度，在火焰上可直接或隔石

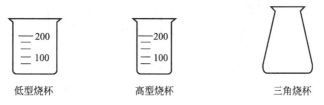

图 1-2 烧杯的种类

棉网加热，也可选用水浴、油浴或砂浴等加热方式。烧杯的规格从 25mL 至 5000mL 不等（表 1-3）。

表 1-3   烧杯的主要规格

名　　称	容量/mL	高度/mm	外径/mm
低型烧杯	50	58	46
	100	72	52
	250	94	69
	500	115	87
	1000	150	110
高型烧杯	50	67	40
	100	88	45
	250	122	60
	600	165	80
	1000	195	100
三角烧杯			（口外径/底外径）
	125	110	34/55
	250	135	43/70
	500	155	53/88

（2）烧瓶　烧瓶用于加热煮沸以及物质间的化学反应，主要有平底烧瓶、圆底烧瓶、锥形烧瓶、碘量瓶和蒸馏烧瓶等（图 1-3）。平底烧瓶不能直接用火加热，圆底烧瓶可以直接用火加热，但两者都不能骤冷，通常在热源与烧瓶之间加隔石棉网。锥形瓶加热时可避免液体大量蒸发，反应时便于摇动，在滴定操作中经常用它作容器。碘量瓶主要用于碘法的测定中，也用于须严防液体蒸发和固体升华的实验，但加热或冷却瓶内溶液时应将瓶塞打开，以免因气体膨胀或冷却，使塞子冲出或难取下。蒸馏烧瓶是供蒸馏使用的，蒸馏常用的还有三口烧瓶等。各种烧瓶的主要规格见表 1-4、表 1-5。

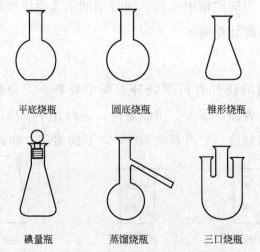

平底烧瓶　　　　　圆底烧瓶　　　　　锥形烧瓶

碘量瓶　　　　　蒸馏烧瓶　　　　　三口烧瓶

图 1-3　烧瓶的种类

表 1-4　烧瓶的主要规格

名　称	容量/mL	瓶高/mm	球（底）外径/mm	颈外径/mm
平底烧瓶	50	100	53	20
	100	120	65	21
	250	160	88	25
	500	200	110	30
	1000	250	140	35
圆底烧瓶	50	100	53	20
	100	120	63	21
	250	165	88	25
	500	210	110	30
	1000	260	140	35
锥形烧瓶	50	90	52	20
	100	105	60	22
	150	120	69	25
	250	144	83	30
	500	195	100	35
	1000	225	128	40
碘量瓶	50	110	55	20
	100	114	60	20
	250	155	83	26
	500	200	98	28
	1000	220	130	33

表 1-5　蒸馏烧瓶的主要规格

名称	容量/mL	全高/mm	球外径/mm	颈外径/mm	中颈外径/mm	侧颈外径/mm
蒸馏烧瓶	30	122	42	18		
	60	150	57	20		
	125	190	70	23		
	250	220	88	25		
	500	270	100	30		
	1000	350	140	35		
三口烧瓶	250	140	88		26	20
	500	175	100		30	22
	1000	215	140		35	24
四口烧瓶	250	140	88		26	20
	500	175	100		30	22
	1000	215	140		35	24

3. 冷凝管

冷凝管是利用热交换原理使冷凝性气体冷却凝结为液体的一种玻璃仪器。

规格：有直形、球形、蛇形和刺形等（图 1-4）。用于蒸馏液体或有机制备中，起冷凝或回流作用。

使用范围：温度大于 140℃，用空气冷凝管；温度小于 140℃，用直形冷凝管。

使用方法：冷凝管由内外组合的玻璃管构成，在其外管的上下两侧分别有连接管接头，用作进水口和出水口。冷凝管在使用时应将靠下端的连接口

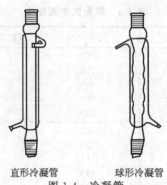

直形冷凝管　　　球形冷凝管
图 1-4　冷凝管

以塑胶管接上水龙头，当作进水口。因为进水口处的水温较低而被蒸气加热过后的水温度较高，较热的水因密度降低会自动往上流，有助于冷却水的循环。冷凝管通常使用于欲在回流状况下做实验的烧瓶上或是欲搜集冷凝后的液体时的蒸馏瓶上。蒸气的冷凝发生在内管的内壁上。内外管所围出的空间则为行水区，有吸收蒸气热量并将这热量移走的功用。进水口处通常有较高的水压，为了防止水管脱落，塑胶管上应以管束绑紧。当在回流状态下使用时，冷凝管的下端玻璃管要插入一个橡皮塞，以便能塞入烧瓶口中，承接烧瓶内往上蒸发的蒸气。

4. 分液漏斗

分液漏斗用于气体发生器中控制加液，也常用于互不相溶的几种液体的分离。

分液漏斗有圆球形、梨形（或锥形）、圆筒形 3 种（图 1-5）。梨形及圆筒形分液漏斗多用于分液操作使用。圆球形分液漏斗既用作加液使用，也常用于分液时使用。分液漏斗的规格以容积大小表示，常用为 60mL、125mL 两种，使用时应该注意以下几项。

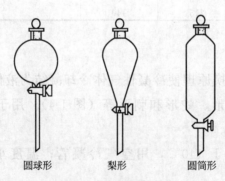

圆球形　　　梨形　　　圆筒形
图 1-5　分液漏斗

（1）使用前玻璃活塞应涂薄层凡士林，但不可太多，以免阻塞流液孔。使用时，左手虎口顶住漏斗球，用拇指食指转动活塞控制加液。此时玻璃塞的小槽要与漏斗口侧面小孔对齐相通，才便加液顺利进行。

（2）作加液器时，漏斗下端不能浸入液面下。

（3）振荡时，塞子的小槽应与漏斗口侧面小孔错位封闭塞紧。分液时，下层液体从漏斗颈流出，上层液体要从漏斗口倾出。

（4）长期不用分液漏斗时，应在活塞面加夹一纸条防止粘连。并用一橡皮筋套住活塞，以免失落。

5. 表面皿

表面皿（图 1-6）为一圆形具有曲面的玻璃板。通常盖在烧杯上使用。其目的是为防止加热的液体太快蒸发或是遮蔽掉落的灰尘。使用时应使凹面向上。如此蒸发上来的蒸气在表面皿上冷凝时，可以滴回杯内而不致沿杯壁外流。外流的冷水有时会在烧杯的底部造成烧杯因温差过大而破裂。表面皿也可用来取代称量纸或是称量盘，来盛装固体称重。

6. 瓷坩埚及坩埚钳

（1）瓷坩埚　瓷坩埚（图 1-7）为一陶瓷深底的碗状容器。当有固体要以大火加热时，就必须使用瓷坩埚。因为它比玻璃器皿更能承受高温。坩埚使用时通常会将坩埚盖斜放在坩埚上，以防止受热物跳出，并让空气能自由进出以进行可能的氧化反应。坩埚因其底部很小，一般需要架在泥三角上才能用火直接加热。坩埚在铁三脚架上用正放或斜放皆可，视实验的需求可以自行安置。坩埚加热后不可立刻将其置于冷的金属桌面上，以避免它因急剧冷却而破裂。也不可立即放在木质桌面上，以避免烫坏桌面或是引起火灾。正确的做法为留置在铁三脚架上自然冷却，或是放在石棉网上令其慢慢冷却。坩埚的取用请阅坩埚钳。

瓷坩埚的主要用途是：溶液的蒸发、浓缩或结晶；灼烧固体物质。使用时应注意：①可直接受热，加热后不能骤冷，用坩埚钳取下；②坩埚受热时放在泥三角上；③蒸发时要搅拌，将近蒸干时用余热蒸干。

（2）坩埚钳　坩埚钳（图 1-8）主要用来夹持坩埚加热或往热源（煤气灯、电炉、马福炉、酒精灯）中取、放坩埚，加热坩埚时，夹取坩埚或坩埚盖用。其使用方法和注意事项有：①使用时必须用干净的坩埚钳；②用坩埚钳夹取灼热的坩埚时，必须将钳尖先预热，以免坩埚因局部冷却而破裂，用后钳尖应向上放在桌面或石棉网上；③实验完毕后，应将钳子擦干净，放入实验柜中，干燥放置；④夹持坩埚使用弯曲部分，做它用时用尖头；⑤不一定与坩埚配合使用。

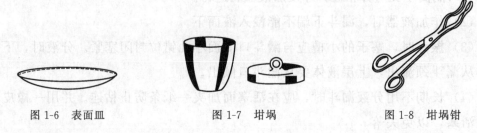

图 1-6　表面皿　　　　　　　　图 1-7　坩埚　　　　　　　　图 1-8　坩埚钳

7. 干燥器

干燥器（图 1-9）是具有磨口盖子的密闭厚壁玻璃器皿，作为实验室中常用的干燥器具，用于对少量物体进行脱水或保干，在分析实验室中是不可缺少的仪器。需要注意的是，干燥器中必须放置干燥剂才能达到脱水或保干的目的。使用时应注意：①干燥剂不可放得太多，以免沾污坩埚底部；②搬移干燥器时，要用双手拿着，用大拇指紧紧按住盖子；③打开干燥器时，要小心，不能碰翻干燥器内的器皿及其中放置的物品，盖子必须仰放在桌子上，不能正放，以免盖上磨口处的凡士林吸上灰尘而盖不严盖；④不可将太热的物体放入干燥器中；⑤灼烧或烘干后的坩埚和沉淀，在干燥器内不宜放置过久，否则会因吸收一些水分而使重量略有增加；⑥变色硅胶干燥时为蓝色（为无水 Co^{2+} 的颜色），吸水受潮后变为粉红色（为水合 Co^{2+} 的颜色），发现干燥器中的变色硅胶变红后，应将其中的干燥剂放在烘箱中，在 120℃烘干，使其变蓝后重复使用，直至硅胶破碎不能使用为止。

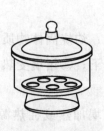

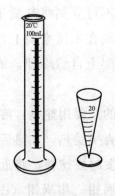

图 1-9　干燥器　　　　　　　　　　　　　图 1-10　量筒和量杯

8. 量筒和量杯

量筒和量杯（图 1-10）是测量液体体积的玻璃仪器，量筒有量入式（将水注入干燥量筒内到所需分度线的体积，即为该分度线的容量。量入式符号以

"In"表示。）和量出式（将水注入量筒到所需分度线，然后倒出，等待 30s 后所排出的体积，即为该分度线的容量。量出式符号以"Ex"表示。）两种，具塞量筒为量入式。量杯只有量出式一种。

9. 加热方式

根据热能的获得，加热方式可分为直接加热和间接加热两类。直接加热是将热能直接加于物料，如烟道气加热、电流加热和太阳辐射能加热等。间接加热是将上述直接热源的热能加于一中间载热体，然后由中间载热体将热能再传给物料，如蒸汽加热、热水加热、矿物油加热等。

（1）直接加热　适用于对温度无准确要求且需快速升温的实验，包括隔石棉网加热和不隔石棉网加热。

（2）间接加热　直接加热造成被加热仪器受热不均匀或温度难以控制时，可采用间接加热。间接加热包括水浴、油浴和砂浴加热。水浴加热的优点是易于控制温度及被加热仪器受热均匀。

项目二 基本技能

实验二 称量技术

一、目标要求

（1）了解电子天平的结构；
（2）熟悉电子天平的基本操作；
（3）掌握常用的称量方法；
（4）培养准确、简明、规范地记录实验原始数据的方法。

二、仪器和试剂

电子天平，称量瓶，称量纸，小烧杯，NaCl。

三、电子天平的结构和使用方法

电子天平（图 2-1）是最新一代的天平，电子天平的使用方法较半自动电光天平来说大为简化，无需加减砝码，调节质量，复杂的操作由程序代替，具有称量速度快、使用寿命长、性能稳定、操作简便和灵敏度高的特点。此外，电子天平还具有自动校正、自动去皮、超载指示、故障报警等功能以及具有质量电信号输出功能，且与打印机、计算机联用，可统计称量的最大值、最小值、平均值及标准偏差等。

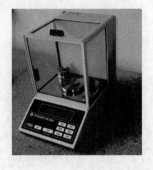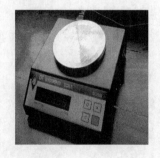

图 2-1　常见的电子天平

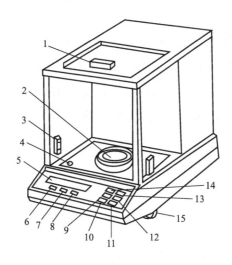

图 2-2 电子天平的结构

1—顶门；2—天平盘；3—边门；4—水平仪；5—显示屏；6（NO）—开启键；7（OFF）—关闭键；8（TAR）—去皮，清零键；9（COU）—点数功能键；10（UNT）—量制转换键；11（PRT）—输出模式设定键；12（ASD）—灵敏度调整键；13（INT）—积分时间调整键；14（CAL）—校正键；15—水平调节螺丝

1. 电子天平的结构

电子天平按结构可分为上皿式和下皿式两种。称盘在支架上面为上皿式，称盘吊挂在支架下面为下皿式。目前，广泛使用的是上皿式电子天平。右图为上海天平仪器厂生产的 FA1604 型电子天平。

电子天平的结构如图 2-2 所示。

2. 电子天平的使用方法

（1）水平调节　观察水平仪，如水平仪水泡偏移，需调整水平调节螺钉，使水泡位于水平仪中心。

（2）预热　接通电源，预热至规定时间（天平长时间断电之后再使用时，至少需预热 30min）。

（3）开启显示器　关好天平门，轻按 ON 键，LTD 指示灯全亮，松开手，天平先显示型号，稍后显示为 0.0000g，即可开始使用。

（4）称量　在 LTD 指示灯显示为 0.0000g 时，将被测物小心置于秤盘上，待数字不再变动后即得被测物的质量。

（5）去皮称量　将容器置于秤盘上，待天平稳定后按 TAR 键清零，LTD 指示灯显示质量为 0.0000g，即去除皮重。将称量物放入空容器中，待读数稳定后，此时天平所示读数即为所称物体的质量。若称量过程中秤盘上的总质量超过最大载荷（FA1604 型电子天平为 160g）时，天平仅显示上部线段，此时应立即减小载荷。

称量结束后，按 OFF 键关闭天平，将天平还原。若较短时间内还使用天平（或其他人还使用天平），一般不用按 OFF 键关闭显示器；若 2h 内还使用天平，可不必切断电源，再用时可省去预热时间。实验全部结束后，关闭显示器，切断电源，清扫天平，罩好天平罩。若当天不再使用天平，应拔下电源插头。

四、操作步骤

1. 称量前的检查

（1）取下天平罩，叠好，放于天平后。

（2）检查天平盘内是否干净，必要的话予以清扫。

（3）检查天平是否水平，若不水平，调节底座螺丝，使气泡位于水平仪中心。

2. 开机

打开关 ON，使显示器亮，并显示称量模式 0.0000g，至少预热 30min。

3. 称量

（1）直接称量法　用于直接称量某一固体物体的质量。

要求：所称物体洁净、干燥，不易潮解、升华，并无腐蚀性。

称取称量纸的质量。关好天平门，按 TAR 键清零。打开天平左门，将称量纸放入托盘中央，关闭天平门，待稳定后读数（m_1）。

（2）固定质量称量法又称增量法　用于称量指定质量的试样。

要求：试样不吸水，在空气中性质稳定，粉末状或小颗粒（最小颗粒应小于 0.1mg，以便容易调节其质量）样品。

称取 0.5000g Na_2CO_3。将上述称量纸轻轻放在天平盘上，显示数字稳定后按一下"除皮"键，显示即恢复为零。固定质量称量法要求称量精度在 0.1mg 以内。如称取 0.5000g Na_2CO_3 允许质量的范围是 0.4990～0.5010g，超出这个范围的样品均不合格。

用左手手指轻击右手腕部，将药匙中样品慢慢震落于容器内。并记录数据（m_2）。

若加入量超出，则需重称试样，已用试样必须弃去，不能放回到试剂瓶中。

操作中不能将试剂撒落到容器以外的地方。称好的试剂必须定量地转入接收器中，不能有遗漏。

（3）递减称量法　又称减量法，用于称量一定质量范围的试样。主要针对易挥发、易吸水、易氧化和易与二氧化碳反应的物质。

  称取 Na_2CO_3 3 份（每份 $0.20\sim0.24g$）。用滤纸条从干燥器中取出称量瓶，用纸片夹住瓶盖柄打开瓶盖，用药匙加入适量试样（多于所需总量，需加入 $0.8g$ 左右试样），盖上瓶盖，置入天平中进行称量 m_3。

  如图 2-3 所示，用滤纸条取出称量瓶，在接收器的上方倾斜瓶身，用瓶盖轻击瓶口使试样缓缓落入接收器中。当估计试样接近所需量（约 1/3）时，继续用瓶盖轻击瓶口，同时将瓶身缓缓竖直，用瓶盖向内轻刮瓶口使粘于瓶口的试样落入瓶中，盖好瓶盖。将称量瓶放入天平，显示的质量减少量即为试样质量。重复上述称量操作 3 次。

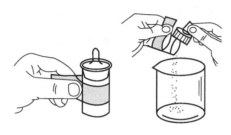

图 2-3   递减称量法

4. 称量结束后的整理

称量结束后，按 OFF 键关闭天平，将天平还原。

在天平的使用记录本上记下称量操作的时间和天平状态，并签名。

整理好台面之后方可离开。

五、数据记录

1. 直接称量法质量记录

称量纸的质量 $m_1=$ _____。

2. 固定质量称量法质量记录

称取 Na_2CO_3 的质量 $m_2=$ _____。

3. 递减称量法质量记录

称取 Na_2CO_3 3 份（每份 $0.20\sim0.24g$）。

①	②	③
$m_3=$	$m_4=$	$m_5=$
$m_4=$	$m_5=$	$m_6=$
$M_1=m_3-m_4=$	$M_2=m_4-m_5=$	$M_3=m_5-m_6=$

六、要点提示

（1）电子天平属精密仪器，要精心操作。在开关门，放取称量物时，动作必须轻缓，切不可用力过猛或过快，以免造成天平损坏。

（2）对于过热或过冷的称量物，应使其回到室温后方可称量。

（3）所称试样不准直接放置在秤盘上，以免沾污和腐蚀仪器。不管称取什么样的试样，都必须细心将试样置入接收器皿中，不得洒在天平箱板上或称盘上。

（4）为避免手上的油脂汗液污染，不能用手直接拿取容器。称取易挥发或易与空气作用的物质时，必须使用称量瓶以确保在称量的过程中物质质量不发生变化。

（5）实验数据只能记在实验本上，不能随意记在纸片上。

（6）操作电子天平不可过载使用以免损坏天平。

（7）注意保持天平内外的干净卫生。

七、思考与讨论

（1）称量结果应记录至几位有效数字？为什么？

（2）称量方法有哪几种？固定质量称量法和递减称量法各有何优缺点？什么情况下用固定质量称量法？什么情况下用递减称量法？

（3）用递减称量法时，从称量瓶中向器皿中转移样品时，能否用药匙取？为什么？如果转移样品时，有少许样品未转移到器皿中而撒落到外边，此次称量数据还能否使用？

附表 称量操作考核评分表

递减称量法

项　　目	考核内容	配分	操 作 要 求	考核记录	扣分	得分
基准物及样品的称量	天平准备工作	4	1. 预热			
			2. 水平			
			3. 清扫			
			4. 调零			
			每错一项扣1分			
	称量操作	50	1. 称量物放于正确位置			
			2. 正确使用干燥器			
			3. 敲样动作正确			
			4. 敲样次数≤3			
			5. 读数正确			
			每一项10分			

项　　目	考核内容	配分	操 作 要 求	考核记录	扣分	得分
基准物及样品的称量	基准物及样品称量范围	40	称量范围不超过±5％,不扣分			
			在±5％～±10％范围内,扣10分/个			
			超过±10％,扣20分/个			
			40分扣完为止			
	结束工作	6	1. 复原天平			
			2. 清扫天平盘			
			3. 登记			
			4. 放回凳子			
			每错一项扣1.5分,扣完为止			

实验三　溶液配制技术

一、目标要求

(1) 掌握不同浓度溶液的配制及溶液稀释的操作;

(2) 熟悉规范化使用托盘天平、量筒等仪器的实验操作;

(3) 掌握玻璃仪器洗涤方法,了解特殊洗液的配制方法和用途;

(4) 培养细心观察,准确操作,认真记录的良好习惯。

二、仪器与试剂

(1) 仪器:量筒 (100mL),烧杯,托盘天平,玻璃棒。

(2) 试剂:$\varphi(B)=0.95$ 的酒精,NaCl固体。

三、操作步骤

1. 试管、烧杯、量筒等玻璃仪器的洗涤

在实验工作中,洗涤玻璃仪器不仅是一项必须做的实验准备工作,也是一项技术性的工作。仪器洗涤是否符合要求,对实验结果的准确和精密度均有影响,一个洗干净的玻璃仪器,应该以挂不住水珠为度,否则需要重新洗涤。

洗刷前,应首先将手用肥皂洗净,以避免手上的油污附在仪器上,增加洗刷的困难;再根据所洗仪器的形状选择合适的毛刷,针对不同情况需选用合适的洗液。具体洗涤方法如下。

(1) 用水清洗 在玻璃仪器中加入少量自来水并选用合适的毛刷刷洗，如此重复洗涤2～3次，再用蒸馏水冲洗2～3次，直到玻璃仪器透明、壁上不挂水珠为止。水洗只能洗去尘土和水溶性污物，不能洗去有机物和油污。

(2) 用洗衣粉（去污粉）或合成洗涤剂清洗 若玻璃仪器上沾有油污或有机物时，可以选用去污粉、肥皂液或洗涤剂来洗涤。具体方法是：水洗除去尘土和水溶性污物后，用毛刷蘸些去污粉或洗涤剂液将仪器内外全刷洗一遍，再用自来水冲洗掉残留的洗涤剂和泡沫，最后加少量的蒸馏水淋洗2～3次，直至洗干净为止。

必须注意：用蒸馏水冲洗时，要用顺壁冲洗方法并充分振荡，经蒸馏水冲洗后的仪器，用指示剂检查应为中性。

(3) 用铬酸洗液清洗 一些口径小而长的仪器，如滴定管、移液管、容量瓶等沾有油污或有机物时，不宜用刷子刷洗，可选用氧化能力和腐蚀能力很强的铬酸洗液来洗。具体方法是：先用水洗去尘土和水溶性污物，然后尽可能倾掉残留液，再在仪器中加入少量的铬酸洗液，慢慢地转动仪器，使仪器内壁全部浸润（注意不能让洗液流出来），旋转几周后，把洗液倒回原瓶，最后依次用自来水、蒸馏水冲洗干净。

2. 试管、烧杯、量筒等玻璃仪器的使用

(1) 试管的使用方法

① 拿法 一般用左手的拇指、食指和中指（无名指和小指向内拳起）握住试管的中上部，振荡用手腕的力量去振荡试管，液体不易溅出。装溶液时不要超过试管容量的1/2。

② 加热方法 试管可直接加热。盛装液体加热时，液体体积不得超过其容积的1/3；加热时使用试管夹夹持试管上部，试管口不要朝着人或是试验器材，要先将试管均匀加热。加热液体时试管需向上倾斜与桌面成45°角。盛装固体加热时管口应略向下倾斜，以免产生的水蒸气冷凝后流到试管受热部位引起炸裂。加热后试管不能骤冷，也不能立即放回塑料制作的试管架上。

(2) 烧杯的使用方法 烧杯由普通玻璃或硬质玻璃制成，其规格用容量大小表示，实验室常用的有50mL、100mL、150mL、200mL、250mL、500mL等，虽然烧杯上有刻度，但不用烧杯量取液体。

烧杯用做常温或加热情况下配制溶液、溶解物质和较大量物质的反应容器。应注意给烧杯加热时要垫上石棉网，不能用火焰直接加热，因为烧杯底面大，如果用火焰直接加热，那么只能烧到局部，使玻璃受热不匀而引起炸裂；用烧杯加热液体时，液体的量以不超过烧杯容积的 1/3 为宜，以防沸腾时液体外溢；加热时，烧杯外壁须擦干。加热腐蚀性药品时，可将一表面皿盖在烧杯口上，以免液体溅出。一般不用烧杯长期盛放化学药品，以免落入尘土和使溶液中的水分蒸发。

（3）量筒的使用方法　使用量筒时应根据需量取的液体体积，选用能一次量取即可的最小规格的量筒，但量取的液体体积必须大于其起始刻度。注意：量筒没有"0"刻度，"0"刻度即为它的底部。

向量筒里注入液体时，当注入的量比所要量取的量稍少（约差 1mL）时，应把量筒垂直正放在水平桌面上，并改用胶头滴管逐滴加入到所需要的量，注入液体后，等 1～2min，使附着在内壁上的液体流下来，再读取刻度值。否则，读出的数值将偏小。读数时应将量筒垂直平稳放在桌面上，刻度面正对着人，并使量筒的刻度与量筒内的液体凹液面的最低点保持在同一水平面，再读出所取液体的体积数。否则，读数会偏高或偏低。若不慎加入液体的量超过刻度，应手持量筒倒出少量于指定容器中，再用滴管滴至刻度处。

量筒不能加热，也不能装热溶液以免炸裂，不能作为反应容器。

3. 由市售 $\varphi(B)=0.95$ 的酒精配制 $\varphi(B)=0.75$ 的药用消毒酒精 95mL

（1）计算　根据公式 $\varphi_1 V_1=\varphi_2 V_2$ 计算配制 95mL $\varphi(B)=0.75$ 的药用消毒酒精所需市售 $\varphi(B)=0.95$ 的酒精的体积；

（2）量取　根据计算取相应体积的 $\varphi(B)=0.95$ 的酒精于 100mL 量筒中；

（3）定容　在量筒中加蒸馏水至接近 95mL 刻度线，改用滴管加水至刻度线，用玻璃棒搅匀，倒入回收瓶回收。

4. 配制 $\rho(B)=9g \cdot L^{-1}$ 的生理盐水 100mL

（1）计算　根据公式 $\rho(B)=m(B)/V$ 计算配制 $\rho(B)=9g \cdot L^{-1}$ 的生理盐水 100mL 所需固体 NaCl 的质量；

（2）称量　根据计算在托盘天平上称取所需 NaCl 固体于 50mL 小烧杯中；

（3）溶解　加 20mL 蒸馏水至烧杯中，用玻璃棒搅拌至 NaCl 固体完全溶解；

（4）转移　用玻璃棒将溶液转移到 100mL 量筒中，并用少量水洗涤 3 次，洗涤液一并入量筒中；

（5）定容　在量筒中加蒸馏水至接近 100mL 刻度线，改用滴管加水至刻度线，用玻璃棒搅匀，倒入回收瓶回收。

四、数据记录

1. 由市售 $\varphi(B)=0.95$ 的酒精配制 $\varphi(B)=0.75$ 的药用消毒酒精 95mL

通过 $\varphi_1 V_1 = \varphi_2 V_2$ 计算需量取_____mL $\varphi(B)=0.95$ 的酒精。

2. 配制 $\rho(B)=9g \cdot L^{-1}$ 的生理盐水 100mL

通过 $\rho(B)=m(B)/V$ 计算需称取_____g 的 NaCl 固体。

五、要点提示

(1) 玻璃仪器需洗净后使用，以免造成污染；

(2) 分析实验所用的溶液应用纯化水配制，容器应用纯化水洗三次以上；

(3) 每瓶试剂溶液必须有标明名称、规格、浓度和配制日期的标签。

六、思考与讨论

(1) 在配制溶液中哪些操作可能引起溶液浓度的误差？

(2) 托盘天平的称量操作步骤有哪些？

(3) 使用量筒量取液体时，应该注意什么？能否用量筒量取热的液体，为什么？

实验四 熔点的测定技术

一、目标要求

(1) 掌握载热体的选择原则、熔点的测定原理、测定方法及校正方法等知识；

(2) 具备熟练、准确地进行熔点测定，对测定结果进行校正的技能；

(3) 通过正确使用熔点管、提勒管、标准温度计、酒精灯等仪器设备，快速准确地完成测定熔点的操作，达到标准规定的要求；

(4) 培养学生认真仔细、独立自信、实事求是、规范操作、敏锐观察的态度。

二、基本原理

熔点（m.p.）是固体有机化合物固液两相在大气压力下达成平衡时的温

度。纯净的有机物一般都具固定的熔点。一个纯化合物从始熔到全熔的温度变化范围称为熔距（熔点范围或熔程），一般为 0.5～1℃。化合物温度不到熔点时以固相存在，加热，开始有少量液体出现，此后，固液两相达平衡。继续加热温度不再变化，最后的固体熔化后，继续加热则温度直线上升。因此在接近熔点时加热速度一定要慢，每分钟温度升高不得超过 2℃。

若含有杂质则熔点下降，熔距增大。利用熔点测定可以估计被测物质的纯度。若有两种物质 A 与 B 的熔点是相同的，可用混合熔点法检查 A 和 B 是否为同一种物质，即将 A 与 B 等量混合，测定混合物的熔点。若测定 A 与 B 混合物的熔点与单独测定 A 或 B 的熔点相同，则说明 A 与 B 为同一物质；若 A 与 B 混合物的熔点低于单独测定 A 或 B 的熔点，且熔距很大，则可认为 A 与 B 是不同物质。

三、仪器与试剂

仪器：铁架台，铁夹，熔点测定管，温度计（200℃），毛细管（内径 1.0～1.5mm，长约 8cm），玻璃棒，表面皿，酒精灯。

试剂：苯甲酸（m.p.122～123℃），乙酰苯胺（m.p.114～115℃），液体石蜡。

四、操作步骤

本次实验样品为苯甲酸、乙酰苯胺及二者混合物，每个样品至少测定 2 次。

1. 熔点测定装置

测定熔点最常用的仪器是熔点测定管（又称 b 形管或提勒管）。将熔点测定管固定在铁架台上，管口配置一个带缺口的橡胶塞，将温度计插入橡胶塞，水银球位于测定管两侧管之间。在提勒管内装入导热液（本实验用液体石蜡作浴液），导热液不能装得太满，以超过提勒管上支口为宜。装好样品的毛细管用小橡胶圈固定在温度计上，样品部分应靠在温度计水银球侧面中部，加热时火焰须与熔点测定管的倾斜部分的下缘接触。装置如图 2-4 所示。

2. 样品的填装

取干燥的少许待测样品于干净的表面皿上，用玻璃棒研细后集成一堆，将毛细管的开口端垂直插入样品堆中，使样品进入毛细管后把开口端向上，从竖立于表面皿上的玻璃管口自由落下重复几次，直至样品柱高 2～3mm 为止。样品必须均匀地落入管底，否则不易传热，影响测定结果。

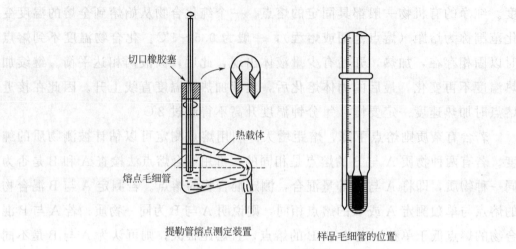

图 2-4 熔点测定实验装置

3. 熔点的测定

用酒精灯的火焰预热整个测定管，然后加热熔点测定管下侧管的末端。开始时温度每分钟升高 3～4℃，接近熔点时改用小火，每分钟升温 1～2℃为宜。加热的同时，要注意观察样品的变化情况，当毛细管内样品形状开始改变时，或出现小液滴时为始熔，记录此时温度，再记下固体完全消失时（全熔）的温度。始熔到全熔的温度即为熔点，两者的温度范围即熔程。

待浴液冷却至样品熔点 30℃以下，换上另一支装有样品的新毛细管。用同样方法测定样品的熔点。两次测得结果要平行，否则，需测第三次，直至两次结果平行。

4. 测定结束

样品测定完毕后，待浴液冷却近室温后，拆卸装置。将实验数据记录在表格中，分析实验数据、得出实验结果。

五、数据记录

试样	测定值/℃		平均值/℃	
	初熔	全熔	初熔	全熔
苯甲酸				

试样	测定值/℃		平均值/℃	
	初熔	全熔	初熔	全熔
乙酰苯胺				
苯甲酸 ＋ 乙酰苯胺				

六、要点提示

(1) 熔封毛细管时将毛细管的一端在酒精灯的外焰边转动边灼烧至变红而封住，封得达到薄而均匀。放冷后，将封口端插入水中，检验是否漏水。

(2) 装填样品要迅速，防止样品潮解。

(3) 样品熔点在 220℃ 以下时，可采用液体石蜡或浓硫酸作浴液。液体石蜡比较安全，但易变黄。浓硫酸价廉，易传热，但腐蚀性强，有机化合物与其接触，硫酸的颜色会变黑，妨碍观察，故装填样品时，沾在管外的样品必须擦去。若硫酸的颜色已变黑，可加少许硝酸钠（或硝酸钾）晶体，加热后便可褪色。此外，也可用甘油、硅油等作浴液。

(4) 用橡皮圈固定毛细管，要注意勿使橡皮圈触及浴液，以免浴液被污染、橡皮圈被浴液所溶胀。

(5) 测定结果不平行，可能是样品不纯，或未掌握操作方法。

七、思考与讨论

(1) 什么是固体物质的熔点？固体有机物纯与不纯在熔点数据上有何不同？

(2) 分析影响测定熔点准确性的因素有哪些？

(3) 有两个有机物样品，均为白色粉末状晶体且所测熔点相同，如何证明二者是否为同一物质？

(4) 简述全自动熔点仪的使用方法。

项目三　分离提纯技术

实验五　结晶与重结晶技术

一、目标要求

（1）学习结晶与重结晶的原理和方法；

（2）了解结晶和重结晶在纯化分离方面的应用；

（3）通过从槐米中提取芦丁的实验掌握结晶和重结晶操作。

二、基本原理

物质从液态（液体或熔融体）或气态形成晶体的过程，称为结晶。结晶法是分离纯化固体成分的重要方法之一。一般情况下结晶的形成标志着化合物的纯度达到了相当程度，故获得结晶可得到单体纯品。

结晶方法主要可分为两类：

（1）浓缩结晶法　使溶剂一部分蒸发或气化，溶液浓缩达到过饱和而结晶。用于溶解度随着温度下降无明显减小的物质，如氯化钠、氯化钾、碳酸钾等。通常将化合物溶于适当溶剂中，过滤，浓缩至适当体积后，塞紧瓶塞，静置或低温下放置，使原来溶解的溶质成为有一定几何形状的固体（晶体）析出。

（2）降温结晶法　使溶液冷却达到过饱和而结晶。用于溶解度随着温度下降而显著减小的物质，如硝酸钾、硝酸钠、硫酸镁等。结晶主要分两个阶段，二者通常是同时进行的，但多少可独立地加以控制。第一阶段是结晶核（晶体微粒）的形成；第二阶段是晶核的成长。如果能控制晶核的数目，就能调节最终形成的晶体大小。

1. 结晶溶剂的选择

选择合适的溶剂是形成结晶的关键。选取的溶剂最好能对所需成分的溶解度随温度不同而有显著的差别，即热时溶解，冷时析出。溶剂的沸点不宜太高，一般常用甲醇、乙醇、丙酮、氯仿、乙酸乙酯等。当选不到合适的单一溶剂时，可选用一种或两种以上溶剂组成混合溶剂。一般先将化合物溶于易溶的溶剂中，再在室温下滴加适量的难溶的溶剂，直至溶液微呈浑浊，并将此溶液微微加热，使溶液完全澄清后放置。

选择的溶剂最好具备以下条件：①不与被提纯物质发生化学变化；②温度较高时容易溶解化合物，而温度较低时溶解很少；③对杂质的溶解度较大或几乎不溶；④能析出较好的晶形；⑤便于晶体分离且容易挥发，沸点低于被提纯物质，析出较好的晶体；⑥廉价易得，无毒或低毒。

2. 固体物质的溶解

溶解固体常用锥形瓶或圆底烧瓶作容器。在使用可燃性溶剂或需要作较长时间的加热溶解操作时，应装上回流冷凝管，并根据使用溶剂的沸点选择合适的热浴，应强调指出的是，使用易燃溶剂时，禁止直接用火加热。

操作时，将待纯化的固体样品放入烧瓶中，加入部分溶剂，加热至沸，若固体未全部溶解，再分批添加溶剂。每次加入溶剂后均需搅拌加热至沸，直至样品全部溶解（或几乎全部溶解）。溶剂用量在整个重结晶操作中甚为重要，溶剂用量太少，可能造成趁热过滤时过早地在滤纸上析出结晶，溶剂用量太多，则溶质遗留在母液中也多，会影响重结晶的收率。

3. 除去杂质

杂质的存在会阻碍晶体的形成或晶体的析出，因此，结晶前应尽可能地除去杂质。可选用溶剂溶出杂质或只溶出所需的成分，可用少量活性炭等脱色处理除去有色杂质，或用沉淀法、透析法、超滤法和色谱法等方法。固体物质溶解后，溶液中可能残留一些难溶（或不溶）的杂质，必须趁热过滤分离除去。若溶液中含有色素和树脂状杂质，可用吸附剂除去。常用的吸附剂有活性炭、氧化铝或活性白土。以活性炭为例：一般情况下，加入活性炭的量大约相当于被提纯固体质量的5%。使用活性炭脱色时，必须等待热溶液稍冷后才加入活性炭。注意不能将活性炭直接加入正在加热的溶液中，否则会引起暴沸冲溢，造成损失或火灾。加入活性炭后，将溶液煮沸 5~10min，然后趁热过滤，除去活性炭和不溶性杂质。

4. 热过滤

过滤有常压和减压两种，其基本要求是避免在过滤过程中出现结晶，因此，应尽可能缩短过滤时间和采取过滤过程中的溶液保温措施。

（1）常压热过滤　是利用折叠滤纸和预热的短颈玻璃漏斗进行的重力过滤法。漏斗预热方法有两种：沸腾溶剂直接预热，适用于水溶剂，装置如图 3-1

（a）；用保温热水漏斗套保温过滤，适用于所有溶剂，装置及加热方法如图 3-1
（b）。保温漏斗夹层中的水量一般为其容积的 2/3。过滤前应预先将其加热到所
需要的温度，然后熄灭火源即可起到保温过滤作用。

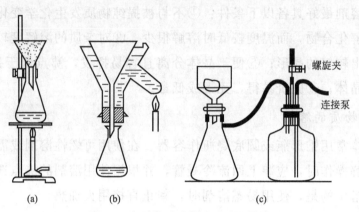

图 3-1　常压热过滤和减压过滤装置

　　为了提高过滤速度，滤纸需要经过折叠以增加其过滤的表面积。滤纸的折叠
形状很多，扇形滤纸是其常用的一种，其折叠方法是：将圆形滤纸连续对折两
次，使其形成边 1、2 和 3；打开滤纸至 1/2 对折状即半圆状，继而分别将边 2 和
3、边 1 和 3 对折，使其形成边 4 和 5［图 3-2（a）］，再打开至半圆状，依次再将
每等分对折，使其分别形成边 6、7、8、9［图 3-2（b）和（c）］。将半圆状的八
等分依次按折痕交替向相反方向对折成 16 等分，得到像扇形一样的排列［图 3-2
（d）］，将其打开成［图 3-2（e）］状，最后，将边 1 和 2 处的折痕相同的折面分
别向相反方向对折一次，即得到可用的滤纸［图 3-2（f）］。使用前应将滤纸翻转
并整理好后再放入漏斗中，这样以避免被手指弄脏的一面接触过滤过的滤液。

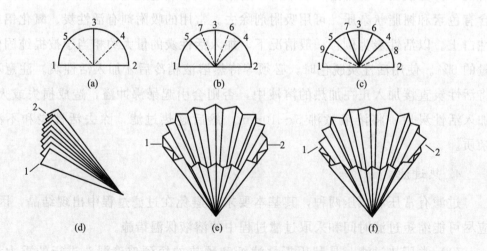

图 3-2　扇形滤纸的折叠方法

（2）减压过滤　又称抽滤，其装置如图 3-1（c）所示。其特点是过滤快，但缺点是容易引起低沸点溶液的沸腾而改变溶液浓度，导致结晶过早析出，所以要尽量减少热滤过程中的溶剂损失。

减压抽滤使用的是布氏漏斗，滤纸大小应和布氏漏斗底部恰好吻合，用水润湿滤纸，使滤纸与漏斗底部贴紧。如果所要抽滤样品需要在无水条件下过滤时，需先用水贴紧滤纸，再用无水溶剂洗去滤纸上水分，确认已将水分除净后再进行过滤。减压抽紧滤纸后，迅速将热溶液倒入布氏漏斗中，在过滤过程中漏斗里应一直保持有较多的溶液。在未过滤完以前不要抽干，同时瓶内压力不宜抽得过低，为防止由于压力过低溶液沸腾而沿抽气管流出，可用手稍稍捏住抽气管，使吸滤瓶中仍保持一定的真空度，而能继续抽滤。

5. 结晶的析出

滤液室温冷却，溶液将慢慢析出结晶。迅速冷却将导致结晶颗粒较细，结晶会吸附杂质；结晶速度过慢，将导致晶体颗粒过大，结晶中会包藏有溶液和杂质，不仅降低纯度，还会给干燥带来麻烦。

如果溶液冷却后仍未有结晶析出，可用玻璃棒摩擦瓶壁促使晶体形成，也可以加入几粒不纯的晶体，或取出少量溶液，使其挥发得到结晶，再加到溶液中去，进行诱导，使结晶析出。如果溶液中析出油状物，这时用玻璃棒摩擦器壁促使结晶或固化，否则需要改换溶剂或用量，再进行结晶。

6. 结晶的过滤和洗涤

用抽滤法将结晶和溶液分离，所得滤液称为母液，瓶中残留的结晶可用少量母液冲洗数次并转移至布氏漏斗中，把母液抽尽，必要时可用玻璃棒或镍刮刀把结晶压紧，以便抽干结晶吸附的含杂质的母液。然后打开缓冲瓶活塞停止抽气，滴加少量的洗涤液，如果结晶较多且又紧密时，加入洗涤液后，可用镍刮刀将结晶轻轻掀起并加以搅动（切勿使滤纸松动或破裂），使全部结晶湿润，然后抽干以增加洗涤效果。用刮刀将结晶移至干净的表面皿上进行干燥。

7. 重结晶和分步结晶

习惯上，将非结晶状的物质通过处理得到结晶的过程称结晶，其结晶为粗结晶。将第一次结晶得到的粗结晶，用溶剂溶解再次结晶，这个过程叫重结晶。重结晶的操作包含下列几个主要步骤：①将粗产品溶于热容器中（必要时进行脱色）；②趁热过滤除去不溶的物质；③热溶液冷却析出结晶；④抽气过滤，分离出晶体；⑤晶体的洗涤与干燥。

在制备结晶时，通常将滤出第一批结晶后的母液置于干净的容器中，母液放置后可以得到第二批结晶，如此下去可以得到各级结晶。晶态物质在分步结晶的过程中，结晶的析出速率总是越来越快，纯度也是越来越高。重结晶和分步结晶法可纯化同一成分，还可分离得到不同的成分。

8. 晶体纯度的判断

晶体纯度的初步鉴定往往根据化合物的物理性质判断。结晶都有一定的结晶形状、色泽、熔点和熔距，这是非结晶物质所没有的物理性质。有标准品的化合物，将结晶和标准品混合后测熔点，如果混合熔点不降，即可判断是单体化合物。

三、仪器与试剂

仪器：电子天平，烧杯（250mL），石棉网，酒精灯，表面皿，抽滤瓶，布氏漏斗，三脚架，玻璃棒，量筒，水循环真空泵，烘箱，粉碎机。

试剂：槐花米，饱和石灰水，HCl溶液（5%）、活性炭。

四、操作步骤

槐花米中主要含有芦丁、槲皮素等黄酮类化合物。芦丁为浅黄色粉末或极细微黄色针状结晶，常含有 3 分子结晶水，加热至 185℃ 以上熔融并分解。芦丁的溶解度，冷水中 1∶10000，沸水中 1∶200，沸乙醇中 1∶60，沸甲醇中 1∶7。可溶于乙醇、吡啶、甲酰胺、甘油、丙酮等有机试剂。芦丁分子中有酚羟基，显弱酸性，易溶于碱液，酸化后又可析出。依据芦丁的性质，实验室选用降温结晶法提取槐花米中的芦丁。

称取 15g 槐花米，用粉碎机研成粉末状。置于 250mL 烧杯中，加入 150mL 饱和石灰水，于三脚架上的石棉网上加热至沸，并不断搅拌，煮沸 15min 后，抽滤。滤液用 5% 盐酸调节至 pH 为 3~4。放置 1~2h，使沉淀完全，抽滤，得芦丁粗品。

将粗品置于 250mL 的烧杯中，加水 150mL，在石棉网上加热至沸。不断搅拌，并慢慢加入约 50mL 饱和石灰水，调节溶液 pH 为 8~9，待沉淀溶解后，趁热过滤。滤液置于 250mL 的烧杯中，用 5% 盐酸调节至 pH 为 4~5，静置 30min。芦丁以浅黄色结晶析出，抽滤，并用水洗涤 1~2 次，将结晶摊放在表面皿或滤纸上，放入 80℃ 以下烘箱中干燥，称重，计算回收率，测定熔点。

五、要点提示

（1）加入饱和石灰水既可达到用碱液提取芦丁的目的，同时，也可以除去槐花米中的多糖黏液质。

（2）注意小心滴加稀盐酸 7～8mL。如果滴加过多，pH 过低，芦丁（苷类）则易水解。

（3）若溶液中有颜色或呈树脂状悬浮液时，可以加入 1％～5％的活性炭进行脱色。活性炭的量不宜过多，加入时应注意样品必须溶解完全，且在溶液稍冷之后再加入。

（4）漏斗需事先在烘箱中预热，即取即用。

六、思考与讨论

（1）重结晶纯化有机物的依据是什么？

（2）某有机化合物重结晶时，理想溶剂应具备哪些性质？

（3）将溶液进行热过滤时，为什么要尽可能减少溶剂挥发？如何减少？

实验六　液体的萃取技术

一、目标要求

（1）学习萃取分离方法的基本原理；

（2）学习分液漏斗的使用方法；

（3）了解从海带中提取碘的生产原理。

二、基本原理

溶剂萃取是一种简单快速，应用范围又相当广泛的分离方法。它利用物质在两种不互溶（或微溶）溶剂中溶解度或分配比的不同来达到分离、提纯或纯化的目的。这种分离方法以各种物质在不同溶剂中分配系数的大小不等为基础。

1. 分配定律

当某一溶质 A 同时接触两种互不相溶的溶剂时，例如一种是水，另一种是苯，则溶质 A 就分配在这两种溶剂中，在分配达到平衡后，溶质 A 在两种溶剂中平衡浓度之比，在一定温度下是不因浓度而改变的常数，称为分配系数。分配系数 $(K) = \dfrac{c_U}{c_L}$，c_U 表示溶质在上相溶剂中的浓度，c_L 表示溶质在下相溶剂中的浓度。

上式只适用于溶质的浓度极低，而且溶质 A 以同样化学状态在两相中存在时才成立，若溶液中不止一种溶质，对于每个溶质有一个确定的分配系数值，各溶质间的分配系数不因其他溶质的存在而改变。

实际上溶质 A 在两相中往往变为不同的化学状态，但溶质 A 在苯相中的总浓度和在水相中的总浓度之比仍是一个常数，称为分配比，以 D 表示，这是一个容易测得的实验值。

$$\text{分配比} = \frac{\text{溶质 A 在有机相中的总浓度}}{\text{溶质 A 在水相中的总浓度}}$$

只有溶质是一种而且在两相中存在的化学状态相同浓度又极低的时候，分配比才等于分配系数。混合物中各成分在两相溶剂系统中的分配系数越大，则分离效果越好。

2. 仪器的选择

液体萃取最通常使用的仪器是分液漏斗，分液漏斗从圆球形到长的梨形，其漏斗越长，振摇后两相分层所需时间越长。因此，当两相密度相近时，采用圆球形分液漏斗较合适。对于少量或半微量操作，则经常选用容量小的圆筒形分液漏斗。由于整个分液漏斗呈圆筒状，细而长，因此，不会因液体量少而看不到液层，有利于两相明显地分出有一定厚度的层次，便于操作。分液漏斗的规格有50mL、100mL、150mL、250mL，大小一般选择较被萃取液体积大 1~2 倍的分液漏斗。

3. 萃取溶剂的选择

实验室常用的有机溶剂有石油醚、氯仿、乙醚、乙酸乙酯、正丁醇等。萃取溶剂的选择应根据被萃取化合物的溶解度而定，同时要易于和溶质分开，最好用低沸点溶剂。如果是从水提液中欲分离亲脂性成分，一般多用石油醚、苯、氯仿或乙醚等与水相进行两相萃取；如果是亲脂性较弱的有效成分，则应该用亲脂性较弱的有机溶剂，如乙酸乙酯、正丁醇等。

每次使用萃取溶剂的体积一般是被萃取液体的 1/5~1/3，二者的总体积不应超过分液漏斗总体积的 2/3。

4. 分液漏斗的使用

可将分液漏斗放在铁环上或者在漏斗颈上配一塞子，然后用单爪夹夹住固定好分液漏斗并调整在适当高度。装配时要注意在活塞上涂好润滑脂，塞后旋转数圈，使润滑脂均匀分布，再用小橡皮圈套住活塞尾部的小槽，防止活塞滑脱。关好活塞，装入待萃取物和萃取溶剂。塞好塞子，旋紧。先用右手指末节将漏斗上端玻璃塞顶住，再用大拇指及食指和中指握住漏斗，用左手的食指和中指蜷握在活塞的柄上，上下轻轻振摇分液漏斗（图3-3），使两相之间充分接触，以提高萃取效率。每振摇几次后，就要将漏斗尾部向上倾斜（朝无人处）打开活塞放气，以解除漏斗中的压力。如此重复至放气时只有很小压力后，再振摇2～3min，静置，待两相完全分开后，打开上面的玻塞，再将活塞缓缓旋开，下层液体自活塞放出，然后将上层液体从分液漏斗上口倒出。要避免猛烈振摇，以免发生乳化而影响分层。若已形成乳化，可分出乳化层，再用新的溶剂萃取，或将乳化层抽滤，或热敷将乳化层加温使之破坏，也可较长时间放置并用玻璃棒不时旋转搅拌，有时加入适量氯化钠或滴入数滴戊醇也有助于分层。如乳化现象严重，也可以采取两相溶剂逆流连续萃取装置。

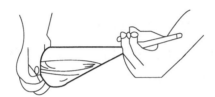

图 3-3 分液漏斗的振摇

在两相溶剂萃取操作中，一般萃取 3～4 次即可，每次两相溶剂应保持一定的比例，如是从水提液中分离成分，第一次萃取时溶剂用量要多一些，一般为水相的 1/3，以后用量可以少一些，一般为 1/6～1/4。

三、仪器与试剂

仪器：烧杯，试管，坩埚，坩埚钳，铁架台，三脚架，泥三角，玻璃棒，酒精灯，量筒，胶头滴管，托盘天平，刷子，分液漏斗，滤纸，火柴，剪刀。

试剂：干海带，H_2O_2 溶液（3%），H_2SO_4（3mol·L^{-1}），酒精，淀粉溶液，CCl_4。

四、操作步骤

（1）用托盘天平称取 15g 干海带，用刷子把干海带表面的附着物刷净（不要用水洗）。将海带剪碎，用酒精润湿后，放在坩埚中，置于三脚架上的泥三角上。

（2）用酒精灯灼烧盛有海带的坩埚，至海带完全成灰，停止加热，冷却。

（3）将海带灰转移到小烧杯中，再向烧杯中加入 20mL 蒸馏水，用玻璃棒充分搅拌，煮沸 2～3min，使可溶物溶解，过滤。

（4）向滤液中滴入几滴硫酸，再加入约 1mL H_2O_2 溶液，观察现象。

（5）取少量上述滤液，滴加几滴淀粉溶液，观察现象。

（6）将剩余的滤液转移至分液漏斗中，加入适量 CCl_4，振荡，静置，观察现象。

五、要点提示

该实验从海带中提取碘的基本原理是通过灼烧干海带，使其中的有机化合物分解除去，获得无机碘化物；用水浸取灼烧得到的灰烬，过滤后可得到含有 I^- 滤液；用 H_2O_2 将 I^- 氧化为碘单质，再用萃取法将其提取出来。

六、思考与讨论

（1）什么是萃取？它和洗涤有什么区别？

（2）如何选择萃取剂？本实验中为何选择用 CCl_4 萃取？

（3）简述分液漏斗的使用方法。

实验七 蒸馏和沸点测定技术

一、目标要求

（1）熟悉蒸馏的基本原理及用途；

（2）掌握蒸馏基本操作的要领和方法；

（3）学会用常量法测定沸点的原理和操作。

二、基本原理

蒸馏是分离、提纯和净化液体有机物常用的方法之一。用此方法可以使挥发性的物质与难挥发性的物质分离，可以把沸点不同的物质及有色杂质分离，也可将沸点相差 30℃ 以上的两种液体分离开，此外，蒸馏也用于回收溶剂和浓缩溶液。

液体在一定温度下具有一定的蒸气压。液体物质受热时，蒸气压随着温度的升高而增大，其蒸气压增大到与外界大气压相等时，则有大量气泡从液体内部逸出，即液体沸腾，此时的温度称为该液体的沸点。沸点的高低与外界压力有关。通常所说的沸点是指大气压为 101.325kPa 时沸腾的温度。

液体加热至沸腾变为蒸气，再将蒸气冷凝为液体的过程称为蒸馏。将液体混合物放入蒸馏烧瓶中加热，沸腾时液体上面的蒸气组成与液体混合物的组成不同，由于沸点较低者先挥发，所以蒸气中低沸点的组分较多。

蒸馏时馏液开始滴出时的温度和最后一滴馏液流出时的温度范围，称为沸点范围，也叫沸程。纯净物的沸程范围很小，一般为 0.5～1℃；混合物没有固定的沸点，沸程也较大。所以，利用蒸馏方法可以测定有机化合物的沸点，并确定物质是否纯净。

液体在加热时，会出现"过热"现象，即温度已超过沸点而未沸腾，此时会产生"暴沸"。为防止此类现象产生，通常需要加入表面疏松多孔的止暴剂沸石，如素瓷片、玻璃屑、人工沸石等，在液体中形成汽化中心，避免液体暴沸。沸石应在加热前投入，切忌在加热中途补加，以防暴沸；若要补加，则应在液体冷却后再加，使用后的沸石不可再循环使用。

三、仪器与试剂

仪器：蒸馏烧瓶（100mL），直形冷凝管，温度计（100℃），接液管，锥形瓶（50mL），量筒（50mL），玻璃漏斗，铁架台。

试剂：工业酒精，沸石。

四、操作步骤

1. 蒸馏装置

蒸馏装置如图 3-4 所示。由蒸馏烧瓶、冷凝管、接收器三部分组成。

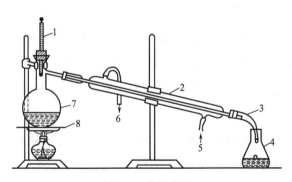

图 3-4　蒸馏装置

1—温度计；2—冷凝管；3—接液管；4—锥形瓶；

5—进水口；6—出水口；7—圆底烧瓶；8—石棉网

（1）蒸馏烧瓶　通常采用水浴、电热套加热。根据蒸馏物的量选择蒸馏烧瓶，蒸馏物的体积应占蒸馏烧瓶容积的 1/3～2/3。

（2）冷凝管　蒸馏烧瓶支管与冷凝管相连，冷凝管的选择取决于蒸馏物的沸点，沸点高于 140℃时用空气冷凝管；液体沸点低于 140℃时用直形水冷凝管；若液体沸点很低，则要用蛇形冷凝管。安装冷凝管时，用冷凝管夹夹在冷凝管中部，使之固定于铁架台上，并调整好位置，使冷凝管与烧瓶支管在同一轴线上；然后沿轴线移动冷凝管使之与蒸馏烧瓶相连。冷凝时，在冷凝管外套中通水，冷凝水从下口进入，从上口流出引入水槽。冷凝水的流速以能保证蒸气充分冷凝即可，蒸气不超过冷凝管的 1/3 为宜。

温度计水银球的上缘与蒸馏烧瓶支管接口的下缘在同一水平线上，这样才能保证在蒸馏时水银球完全被蒸气所包围，以便正确测出气液平衡时蒸气的温度。

（3）接受器　冷凝管通过接液管（也叫尾接管）与接受器相连。两者之间不用塞子塞住，要保证整个蒸馏系统与大气相通。接受器可选锥形瓶或圆底烧瓶。

安装仪器的顺序一般是自左而右，自下而上，依次放好三脚架或铁圈，石棉网及蒸馏瓶等，蒸馏瓶用铁夹垂直夹正，冷凝管与蒸馏头支管应调节在同一直线上，然后松开冷凝管铁夹，移动冷凝管，使与蒸馏头支管相接，最后接上接液管和接收瓶，整个装置要求准确、端正、稳固地夹在铁架上（铁夹夹玻璃仪器时不宜过紧）。拆卸装置时次序相反，即先拆接收瓶然后接液管、冷凝器，最后是蒸馏瓶。

2. 蒸馏操作及沸点测定

用量筒量取待蒸馏的工业酒精 30mL，通过漏斗加到蒸馏烧瓶中，投入 2～3 粒沸石，按要求装好仪器，先通入冷凝水，后加热，开始蒸馏。

注意蒸馏烧瓶中蒸气和温度计读数的变化。当蒸气上升至温度计水银球时，温度计的读数急剧上升，此时适当调节火力，控制蒸馏速度为每秒 1～2 滴为宜。

在蒸馏前至少要准备两只接受器，因为在需要的物质蒸出之前，常有低沸点的物质先蒸出，这部分馏出液称"前馏分"。这部分蒸完后，温度趋于平稳，再蒸出的物质才是较纯的物质，这时需更换一只洁净干燥的接受器。当温度计读数突然下降时，停止蒸馏，记下这部分液体开始馏出和最后一滴的温度，即为该馏分的沸程。测量所收集馏分的体积，计算回收率。

蒸馏完毕，先停火，后停水。再按以下顺序拆下仪器：先拆接受器、冷凝管，然后再拆热源、热浴、蒸馏瓶及其他。

五、数据记录

馏液	第一滴	最后一滴	沸程
温度/℃			

六、要点提示

（1）蒸馏接受器以锥形瓶为宜，一般不用敞口器皿。

（2）蒸馏时切不可将液体蒸干，以免发生意外。

（3）蒸馏低沸点、易燃或有毒的有机物时，应采用带有支管的接液管，把有机物蒸气导入下水道或吸收装置中。

（4）有些液体有机物通常和其他组分形成二元或三元共沸混合物，它们也有一定的沸点，但不是纯粹的有机化合物。如95％乙醇就是一种二元共沸物，而非纯粹物质，它具有一定的沸点和组分，不能用普通蒸馏法分离。共沸混合物（沸点：78.1℃，沸程：73～78℃），各组分质量分数：纯水4.5％，纯乙醇95.5％，纯乙醇的沸点为78.4℃。

七、思考与讨论

（1）蒸馏的原理是什么？查阅资料阐述蒸馏与测沸点的关系。

（2）沸石的作用是什么？如果蒸馏前忘了加沸石能否立即将沸石加入到接近沸腾的液体中？当重新蒸馏时用过的沸石能否继续使用？

（3）温度计水银球位置过高，对蒸馏结果有什么影响？

【附】 简单分馏

分馏和蒸馏的基本原理是一样的，都是利用有机物的沸点不同，在蒸馏过程中低沸点的组分先蒸出，高沸点的组分后蒸出，从而达到分离提纯的目的。不同的是，分馏是借助于分馏柱使一系列的蒸馏不需要多次重复，一次得以完成的蒸馏，分馏就是多次蒸馏。分馏可使沸点相近的互溶液体混合物得到分离和纯化。

将两种液体的混合物加热至沸，当蒸气进入分馏柱时，柱外的冷空气使蒸气冷却，使蒸气发生部分冷凝，其结果是冷凝液中沸点高的组分含量高，而蒸气中沸点低的组分含量高。冷凝液在向下流动时，与上升的蒸气相遇，二者之间进行热量交换，结果使上升的蒸气发生部分冷凝，而向下的冷凝液发生部分汽化，因此，又产生了一次新的液体-蒸气平衡，结果在蒸气中低沸点组分又有所增加。这一新的蒸气在分馏柱内上升时，又被冷凝成液体，然后再与另一部分上升的蒸气进行热交换而部分被汽化。由于上升的蒸气不断地在分馏柱内冷凝蒸发，而每一次的冷凝和蒸发都使蒸气中低沸点的成分不断提高，类似于反复的简单蒸馏。当分馏柱效率足够高时，从分馏柱上端流出的部分几乎是纯净的低沸点的组分。工业上的酒精塔就相当于分馏柱。简单分馏装置如图3-5所示。

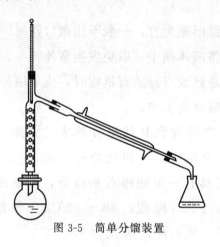

图 3-5　简单分馏装置

实验八　减压蒸馏技术

一、目标要求

（1）学习减压蒸馏的原理及其应用；

（2）认识减压蒸馏的主要仪器，掌握减压蒸馏仪器的安装和减压蒸馏的操作方法。

二、基本原理

减压蒸馏是分离与提纯有机物常用的方法之一。一些高沸点的有机物或在常压蒸馏时未达到沸点即已发生分解、氧化或聚合的有机物，分离与提纯时常采用减压蒸馏技术。

减压蒸馏又称真空蒸馏，它是在低于 0.1MPa（通称 1 个大气压）下进行蒸馏的技术。因为液体的沸点是随外界压力的降低而降低的，所以对于那些高沸点的有机物或在常压蒸馏时未达沸点即已发生分解、氧化、聚合的有机物，可以借助于真空降压系统，通过降低系统压力以降低被蒸馏液体的沸点，达到顺利分离与提纯之目的。

三、仪器与试剂

仪器：电磁加热搅拌器，热浴锅，圆底烧瓶（50mL 1 只、100mL 1 只），螺旋夹，克氏蒸馏头，温度计，直形冷凝管，真空接引管，量筒，漏斗，减压毛细管，酒精喷灯，砂轮片，真空橡皮管，乳胶管，布氏漏斗，二通活塞

试剂：乙二醇，沸石。

四、操作步骤

1. 减压蒸馏装置

减压蒸馏装置如图 3-6 所示。一般分为蒸馏、减压、保护和测压装置四部分。

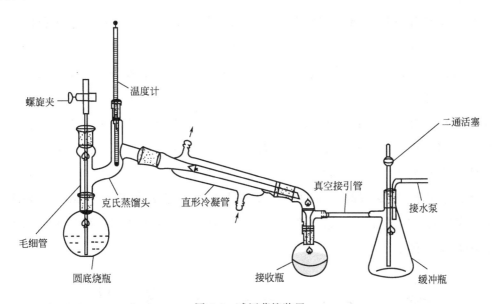

图 3-6 减压蒸馏装置

（1）蒸馏装置 这一部分与普通蒸馏相似，亦可分为三个组成部分。

① 圆底烧瓶和克氏蒸馏头（也可用克氏蒸馏瓶代替），克氏蒸馏头有两个颈，其目的是为了避免减压蒸馏时瓶内液体由于沸腾而冲入冷凝管中，瓶的一颈中插入温度计，另一颈中插入一根距瓶底 1～2mm、末端拉成毛细管的玻璃管。毛细管的上端连有一段带螺旋夹的橡皮管，螺旋夹用以调节进入空气的量，使极少量的空气进入液体，呈微小气泡冒出，作为

液体沸腾的汽化中心，使蒸馏平稳进行，并还可起搅拌作用。

② 冷凝管和普通蒸馏所用的冷凝管相同。

③ 接液管和普通蒸馏不同，接液管上具有可供接抽气部分的小支管。蒸馏时，若要收集不同的馏分而又不中断蒸馏，则可用两尾或多尾接液管。转动多尾接液管，就可使不同的馏分进入指定的接受器中。

（2）减压的装置　一般包括泵（真空源）、压力计（通常用水银压力计）。

实验室通常用水泵或油泵进行减压。

① 水泵（或水循环泵）　所能达到的最低压力为当时室温下水蒸气的压力。若水温为6～8℃，水蒸气压力为 0.93～1.07kPa；在夏天，若水温为30℃，则水蒸气压力为 4.2kPa。

② 油泵　油的效能决定于油泵的机械结构以及真空泵油的好坏。好的油泵能抽至真空度为 13.3Pa。油泵结构较精密，工作条件要求较严。蒸馏时，如果有挥发性的有机溶剂、水或酸的蒸气，都会损坏油泵并降低其真空度。因此，使用时必须十分注意油泵的保护。

（3）保护和测压装置　保护和测压装置如图 3-7 所示。当用油泵进行减压蒸馏时，为了防止易挥发的有机溶剂、酸性物质和水汽进入油泵，必须在馏液接受器与油泵之间顺次安装缓冲瓶、冷阱、真空压力计和几个吸收塔。缓冲瓶的作用是缓冲调节压力及放气，上面装有一个两通活塞，调节缓冲瓶上的两通活塞可调节系统内压力和在实验结束后放气回复常压，同时也可防止水或泵油倒吸。冷阱的作用是将蒸馏装置中冷凝管没有冷凝的低沸点物质捕集起来，防止其进入后面的干燥系统或油泵中。冷阱中冷却剂的选择随需要而安。例如可用冰-水、冰-盐、干冰、丙酮等冷冻剂。吸收塔（又称干燥塔）通常设三个：第一个装无水 $CaCl_2$ 或硅胶，吸收水汽；第二个装粒状 NaOH，吸酸性气体；第三个装切片石蜡，吸烃类气体。

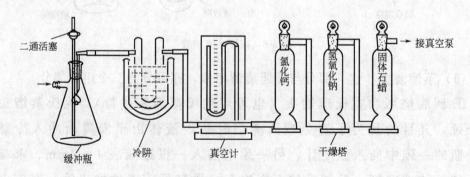

图 3-7　保护和测压装置

实验室通常利用水银压力计来测量减压系统的压力。水银压力计又有开口式水银压力计、封闭式水银压力计。

2. 减压蒸馏操作

(1) 按图 3-6 安装好装置。操作时首先要调节、测定减压系统的降压效果可否达到预期的真空度，达不到预期的真空度应调换真空源。

(2) 用漏斗在蒸馏烧瓶中加入乙二醇 30mL 和几粒沸石，烧瓶进入浴液不超过 2/3；打开水泵前应先打开缓冲瓶上的旋塞，适当旋紧带螺旋夹的毛细管处的螺旋夹，开动电磁搅拌；开泵后再逐渐关闭缓冲瓶上的旋塞，使水泵开始抽真空；开通冷凝水，加热蒸馏，注意浴液温度应控制在比烧瓶中液体预期的沸点高 20～30℃，以馏出液每秒 1 滴的速度为宜。

(3) 整个减压蒸馏过程要密切观察并随时记录时间、压力、蒸馏的沸点、浴液温度、馏出液速度等数据。随时进行真空度和浴液温度的调节以达到最佳蒸馏效果。

(4) 减压蒸馏结束操作。减压蒸馏开始时的操作顺序是打开真空泵→调好真空度→通冷凝水→加热；结束时的操作顺序恰好相反，先撤去热浴→关闭冷凝水→体系冷后慢慢打开缓冲瓶上的活塞→内外压力平衡后关闭真空泵，待系统完全冷却后，拆除装置。用量筒量得收集的乙二醇体积，计算收率。

五、数据记录及处理

性状	大气压力/kPa(mmHg)	蒸馏压力/kPa(mmHg)	沸程/℃	蒸馏前体积/mL	蒸馏后体积/mL	收率/%

六、要点提示

所有减压蒸馏均需使用优质的圆底容器作接收器。绝不能用平底烧瓶或锥形瓶作接收器，否则会由于器壁受压不均匀而发生负压爆炸。

应根据蒸出液沸点，选用合适的热浴和冷凝管。蒸馏沸点高于 100℃ 的物质时，最好用玻璃或棉布包裹蒸馏瓶颈，以减少热量损失，热浴温度一般应比蒸馏温度高 15～25℃。

七、思考与讨论

(1) 在什么情况下才用减压蒸馏？

（2）使用油泵减压时，需有哪些吸收和保护装置？其作用是什么？

（3）在进行减压蒸馏时，为什么必须用水浴或油浴加热？

（4）为什么进行减压蒸馏时须先抽气才能加热？

实验九　水蒸气蒸馏技术

一、目标要求

（1）掌握水蒸气蒸馏的原理；

（2）通过八角茴香油的提取掌握水蒸气蒸馏的操作；

（3）熟悉水蒸气蒸馏的应用范围。

二、基本原理

水蒸气蒸馏技术常用于和水长时间共沸不反应、不溶或微溶解于水，且具有一定挥发性的有机化合物的分离和提纯。天然药物中的挥发油、某些小分子生物碱、小分子酚类物质都可用本法提取。

根据道尔顿分压定律，当有机物与水一起共热时，整个系统的蒸气压应为各组分蒸气压之和，即：

$$p = p(H_2O) + p(A)$$

式中，p 为总蒸气压，$p(H_2O)$ 为水蒸气压，$p(A)$ 为与水不相溶物或难溶物质的蒸气压。

当混合物中各组分蒸气压的总和（p）与大气压力相等时，则液体沸腾。这时的温度即为它们的沸点。显然，混合物的沸点低于任何一个组分的沸点。即有机物可在比其沸点低得多的温度下，安全地被蒸馏出来。

八角又称八角茴香、大料和大茴香，是八角茴香科八角属的一种植物，其果实含有含挥发油、脂肪油、蛋白质、树脂等，提取物为茴香油，其中种子中含有茴香油 1.7%～2.7%，干果和干叶的茴香油含量分别为 12%～13%、1.6%～1.8%。茴香油的主要成分为茴香醚、茴香醛和茴香酮、黄樟醚、水芹烯等。八角茴香油几乎不溶于水，常温下为油状液体，且大多数比水轻，能随水蒸气蒸出，因此我们采用水蒸气蒸馏法进行茴香油的提取。在实验室具体操作过程中，蒸馏瓶中的药材粉和水的总体积为蒸馏瓶容量的 1/2 为宜，当馏出液由浑浊变为澄清时，表示蒸馏已基本完成。

三、仪器与试剂

仪器：圆底烧瓶（100mL），冷凝管，电热套，温度计，碘量瓶，尾接管，折射仪，分液漏斗（2只）。

试剂：碎八角，蒸馏水，NaCl固体，沸石。

四、操作步骤

1. 水蒸气蒸馏装置

水蒸气蒸馏装置如图 3-8 所示，一般由水蒸气发生器、蒸馏部分、直形冷凝管和接收器四部分组成。

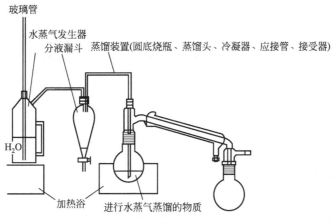

图 3-8　水蒸气蒸馏装置

水蒸气发生器通常为铜制容器，也可由白铁皮制成，还可以圆底烧瓶代用。水蒸气发生器与蒸馏装置中安装了一个分液漏斗（或一个带橡胶管、夹子的 T 形管）。在装置中的分液漏斗（或 T 形管），既便于及时排放冷凝水，又可当系统受阻压力增高时作放空，使系统与大气相通。应注意的是整个系统不能发生阻塞，还应尽量缩短水蒸气发生器与蒸馏装置之间的距离，以减少水蒸气的冷凝和降低它的温度。

2. 水蒸气蒸馏装置操作

（1）按图 1-9-1 安装好水蒸气蒸馏装置。蒸馏操作前，应检查整套装置所有连接是否严密。

（2）称取 50g 碎八角，置圆底烧瓶中。在水蒸气发生瓶中，加入约占容器 3/4 的水旋开分液漏斗活塞，可直接用火把蒸汽发生器中的水加热至沸腾。当有水蒸气冲进分液漏斗时再旋紧夹子，让水蒸气通入蒸馏瓶中。这时可见蒸馏瓶中的混合物翻腾不息，不久在冷凝管中出现馏出液。调节加热装置，使馏出液的速度为每秒 2～3 滴。当流出液无明显油珠，澄清透明时，便可停止蒸馏。

（3）收集到的馏出液体为油水混合物，根据获得馏出液的体积，加入 NaCl 固体适量，使 NaCl 质量分数大致为 10%。由于 NaCl 固体溶于水层，较高浓度的 NaCl 溶液使水层加重而易与较轻的油层分离。但由于精油含量很少，分层现象不明显，因此只能用注射器小心的吸取上层的精油。

五、数据记录

提取液体的体积。

六、要点提示

水蒸气蒸馏是一种经济适用的有效提取中草药中挥发油的重要方法。操作简便安全，而且不污染环境。

水蒸气蒸馏避免了溶剂萃取过程中存在有机溶剂残留的弊端，未对油质造成影响。

七、思考与讨论

（1）用水蒸气蒸馏的化合物需具备什么条件？

（2）进行水蒸气蒸馏时，蒸汽导入管的末端为什么要插入到接近于容器的底部？

（3）水蒸气蒸馏装置中的 T 形管有什么作用？

（4）在水蒸气蒸馏过程中，经常要检查什么事项？若安全管中水位上升很高说明什么问题，如何处理？

（5）在什么情况下可采用水蒸气蒸馏？

实验十　乙酰水杨酸的合成及提纯

一、目标要求

（1）学习利用酰化反应制备乙酰水杨酸的原理和方法；

（2）掌握重结晶、减压过滤、洗涤、干燥、熔点测定等基本实验操作。

二、基本原理

乙酰水杨酸即阿司匹林，可通过水杨酸与乙酸酐反应制得。

主反应

副反应

在生成乙酰水杨酸的同时，水杨酸分子之间也可以发生缩合反应，生成少量聚合物。乙酰水杨酸能与碳酸钠反应生成水溶性盐，而副产物聚合物不溶于碳酸钠溶液，利用这种性质上的差异，可把聚合物从乙酰水杨酸中除去。

粗产品中还有杂质水杨酸，这是由于乙酰化反应不完全或由于在分离步骤中发生水解造成的。它可以在各步提纯过程和产物的重结晶过程中被除去。与大多数酚类化合物一样，水杨酸可与氯化铁形成深色络合物，而乙酰水杨酸因酚羟基已被酰化，不与氯化铁显色，因此，产品中残余的水杨酸很容易被检验出来。

三、仪器与试剂

仪器：锥形瓶（150mL），量筒（50mL、100mL、150mL），玻璃棒，布氏漏斗，抽滤瓶，水泵或真空泵，烧杯（150mL、250mL），试管，滤纸，刮刀，托盘天平。

试剂：水杨酸（C. P.），醋酸酐（C. P.），浓 H_2SO_4（C. P.），浓盐酸，活性炭，乙酸乙酯，无水乙醇（C. P.），$FeCl_3$（0.1%）。

四、操作步骤

1. 酰化

称 6.3g（0.045mol）水杨酸和 9mL（约 9.5g，0.09mol）醋酸酐放于 150mL 干燥的锥形瓶中，滴加 4～5 滴浓 H_2SO_4，轻轻振摇（注意勿将固体沾到瓶壁上），至水杨酸溶解，然后水浴（50～60℃）加热约 20min 后，冷却至室温，待结晶析出后，加纯化水 90mL，用玻璃棒轻轻搅拌，继续冷却至结晶析出完全。

2. 抽滤

将布氏漏斗安装在抽滤瓶上，先用少量纯化水润湿滤纸，再开减压泵将滤纸抽紧，将上述结晶溶液慢慢倒入漏斗，附在瓶壁上的晶体用少量纯化水冲洗倒入布氏漏斗，抽滤，得到固体，再用少量纯化水快速洗涤 2～3 次，用刮刀或玻塞压结晶，抽干，得到乙酰水杨酸粗品。

取极少量粗品于试管中，溶解于数滴乙醇中，加入 0.1% $FeCl_3$ 溶液 1～2 滴。观察颜色变化。

3. 提纯

将粗产品转移到 150mL 烧杯中，在搅拌下慢慢加入 50mL 饱和碳酸钠溶液，加完后继续搅拌几分钟，直到无二氧化碳气体产生为止（如有颜色，用少量活性炭脱色）。抽滤并用 5～10mL 水冲洗漏斗后，弃掉滤渣，合并滤液，倒入预先盛有 10mL 浓盐酸和 20mL 水配成溶液的烧杯中，搅拌均匀，即有乙酰水杨酸沉淀析出。用冰水冷却，使沉淀完全。减压过滤，用冷水洗涤 2 次，抽干水分。将晶体置于表面皿上，蒸汽浴干燥，得乙酰水杨酸产品。称重并计算得率；测熔点。

取极少量结晶，溶解于数滴乙醇中，加入 0.1% $FeCl_3$ 溶液 1～2 滴。观察颜色变化。

4. 精制

为了得到更纯的产品，可将上述晶体的一半溶于少量（5mL）乙酸乙酯中，溶解时应在水浴上小心加热，如有不溶物出现，可用预热过的小漏斗趁热过滤。将滤液冷至室温，即可析出晶体。如不析出晶体，可在水浴上稍加热浓缩，然后将溶液置于冰水中冷却，并用玻璃棒摩擦瓶壁，结晶后，抽滤析出的晶体，干燥后再计算收率及测熔点。

五、数据处理

项目	试剂及反应条件	实验现象	产品得率	熔点/℃
酰化 并抽滤				
提纯				
精制				

六、要点提示

（1）乙酰化反应所用仪器、量具必须干燥，水浴加热时应避免水蒸气进入锥形瓶内；注意加样顺序，切记不可先加水杨酸和浓硫酸，否则水杨酸就会被氧化。

（2）乙酰化反应温度不宜过高，否则将增加副产物（乙酰水杨酸酯、乙酰水杨酸水杨酸酐等）的生成。

（3）本实验的几次结晶都比较困难，要有耐心。在冰水冷却下，用玻璃棒充分摩擦器皿壁，才能结晶出来。

（4）提纯和精制时，可用微型玻璃漏斗过滤，以避免用大漏斗粘附的损失；由于产品微溶于水，所以水洗时，要用少量冷水洗涤，用水不能太多。

（5）乙酰水杨酸的熔点：135～138℃，测定熔点时应将传热液加热至130℃后，立即放入样品，快速测定，防止其受热分解，熔点下降。

七、思考与讨论

（1）酯化反应中，仪器不干燥会产生哪些副产物？

（2）导致该实验中产率偏低的原因有哪些？

（3）本实验为什么不能在回流下长时间反应？

（4）当结晶困难时，可用玻璃棒在器皿壁上充分摩擦，即可析出晶体。试述其原理？除此之外，还有什么方法可以让其快速结晶？

（5）如何检验产品是乙酰水杨酸？

（6）浓硫酸在实验中的作用是什么？

实验十一　苯甲酸乙酯的制备

一、目标要求

（1）掌握苯甲酸乙酯的制备原理及操作方法；

（2）学习分水器的使用方法。

二、基本原理

反应如下：

$$\text{C}_6\text{H}_5\text{-COOH} + \text{C}_2\text{H}_5\text{OH} \underset{}{\overset{\text{H}^+}{\rightleftharpoons}} \text{C}_6\text{H}_5\text{-COOC}_2\text{H}_5 + \text{H}_2\text{O}$$

对于此可逆反应，为了使平衡向右移动，常常加入过量乙醇，并用环己烷进行共沸除水。实验中形成环己烷-水-乙醇三元共沸物，在酯化反应的同时，通过共沸蒸馏的方法不断除去反应中生成的水，提高反应产率。

三、仪器与试剂

仪器：烧瓶，烧杯，冷凝管，分水器，量筒，分液漏斗，温度计，减压蒸馏装置。

试剂：苯甲酸（s），乙醇（95%），环己烷，浓 H_2SO_4，Na_2CO_3（s），乙醚，无水 $CaCl_2$，饱和食盐水，沸石。

四、操作步骤

在 150mL 圆底烧瓶中加入 12.2g 苯甲酸、30mL 95% 乙醇和 3mL 浓硫酸热回流 0.5h，苯甲酸逐渐溶解。冷却片刻，加入 35mL 环己烷，在烧瓶与冷凝管之间装上分水器，加热回流，回流装置如图 3-9 所示。环己烷-水-乙醇非均相三元共沸物被蒸出，经冷凝管冷却后滴入分水器中，逐渐分为上下两层。下层逐渐增多，上层则不断回流到烧瓶中。当下层接近分水器下侧管时，开启活塞，放出部分冷凝水至量筒中。当分水器上层变得十分澄清且不再有小水珠落入下层时，结束反应。回流时间 2.5～3h。

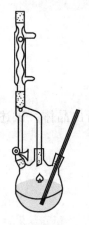

图 3-9　分水回流装置

继续加热，将多余的乙醇和环己烷蒸发至分水器中，充满时可由活塞放出。烧瓶中的残留液冷却后倒入盛有 100mL 水的烧杯中，用少量乙醇荡洗烧瓶并入烧杯。在不断搅拌下加入碳酸钠粉末，直至溶液呈弱碱性为止（约 5g）。将溶液转移至分液漏斗中，分出油层后用乙醚提取水层两次，每次 15mL，乙醚层与油层合并，用 20mL 饱和食盐水洗涤一次，有机层用无水 $CaCl_2$ 干燥。过滤，水浴蒸去乙醚后减压蒸馏，收集 101～103℃/20mmHg（1mmHg=133.322Pa）的馏分。

五、数据记录

纯苯甲酸乙酯为无色液体，沸点 212℃。

理论产量：15g

实际产量：

产率(%)＝

六、要点提示

（1）在旋摇下，用滴管慢慢滴加浓硫酸。

（2）加环己烷前必须冷却至 80℃以下，否则有冲料的危险。

（3）水能和很多溶剂形成共沸物，共沸物的沸点比水和溶剂的沸点都低。

（4）室温较低时便于共沸馏出液分层，可缩短回流时间。

七、思考与讨论

（1）为什么要在加环己烷前先回流半个小时？

（2）加碳酸钠如果中和不彻底，会有什么结果？

（3）该实验采用什么方法打破反应平衡？

项目四 分析测定技术

实验十二 葡萄糖旋光度的测定

一、目标要求

（1）了解旋光仪的构造和旋光度的测定原理；

（2）学会使用旋光仪测定物质的旋光度。

二、基本原理

1. 原理

从钠光源发出的光（图 4-1 中的 a），通过一个固定的尼可尔棱晶（方解石棱晶，图 4-1 中的 b）变成平面偏振光（图

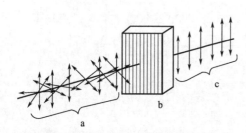

图 4-1 偏振光示意图

4-1 中的 c）。平面偏振光通过装有旋光物质的盛液管时，偏振光的振动平面会向左或向右旋转一定的角度。只有将检偏棱镜向左或向右旋转同样的角度才能使偏振光完全通过到达目镜。把具有使偏振光的振动平面发生旋转的性质称为旋光性或光学活性，具有这种性质的物质叫做旋光性物质或光学活性物质。能使偏振光的振动平面按顺时针方向旋转的旋光性物质叫做右旋体，相反，称为左旋体。能测定物质旋光性的仪器称为旋光仪。向左或向右旋转的角度可以从旋光仪刻度盘上读出，即为该物质的旋光度。

物质的旋光度除与物质的结构有关外，还随测定时所用溶液的浓度、盛液管的长度、温度、光的波长以及溶剂的性质等而改变。如把这些影响因素加以固定，不同的旋光性物质的旋光度各为一常数，通常用比旋光度 $[\alpha]_\lambda^t$ 表示。比旋光度像物质的熔点、沸点、密度等一样，是重要的物理常数，有关数据可在《中华人民共和国药典》(后简称《中国药典》) 等文献中查到。旋光度与比旋光度之

间的关系可用下式表示：

$$[\alpha]_{\lambda}^{t}=\frac{\alpha}{cl}$$

式中，α 为由旋光仪测得的旋光度；λ 为所用光源的波长；t 为测定时的温度；c 为溶液的浓度，以每毫升溶液中所含溶质的质量（g）表示；l 为盛液管的长度，以 dm 表示。在测定旋光度时，一般以钠光灯作光源，波长是 589.3nm，通常用 D 表示。

2. 旋光仪

旋光仪是用于测定旋光性物质旋光度的仪器。旋光仪的主要组成包括尼可尔棱晶、盛液管、刻度盘和单色光源。目前旋光仪的类型主要有手动（图 4-2）和数显（图 4-3）两种。

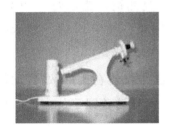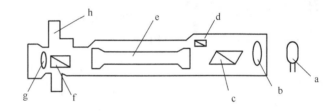

图 4-2　手动旋光仪及其内部结构示意图

（1）手动旋光仪　如图 4-2 中，c 为起偏镜，是一个固定不动的尼可尔棱晶，它的作用是把投射过来的光变成偏振光；a 是光源；b 是透镜；f 是检偏镜，它是一个可以旋转的尼可尔棱晶，用来测定偏振光旋转的角度；旋转刻度盘 h 用来读偏振光被旋转的角度；e 为盛液管，放在两个棱镜之间，用来装被测定的液体或溶液；g 是目镜；在起偏镜 c 后面加上一个小的尼可尔棱晶 d，它的位置与起偏镜 c 成一个小的角度，它的作用是使目镜的视野中出现光亮度不同的明暗界限。在使用旋光仪时，应先旋转检偏镜 f，使视野中明暗亮度相等，得到零点。在放入旋光物质后，视野中明暗光亮度是不相等的。旋转检偏镜，使视野中亮度一致，这时所得的读数与零点之间的差，即是该物质的旋光度。

（2）数显旋光仪

① 将仪器电源插头插入 220V 交流电源，［要求使用交流电子稳压器（1kV·A）］并将接地线可靠接地。

② 向上打开电源开关，需经 5min 钠光灯激活后，使之发光稳定。

③ 向上打开光源开关，仪器预热 20min（若光源开关扳上后，钠光灯熄

灭，则再将光源开关上下重复扳动 1～2 次，使钠光灯在直流下点亮，为正常。）

④ 按测量键，这时液晶屏应有数字显示（若液晶屏已有数字显示，则不需按测量键）

⑤ 将装有蒸馏水或其他空白溶剂的试管放入样品室，盖上箱盖，待示数稳定后按清零键。试管中若有气泡，应先让气泡浮在凸颈处；通光面两端的雾状水滴，应用软布揩干。试管螺帽不宜旋得过紧，以免产生应力，影响读数。试管安放时应注意标记的位置和方向。

⑥ 取出试管。将待测样品注入试管，按相同的位置和方向放入样品室内，盖好箱盖。仪器将显示出该样品的旋光度，此时指示灯 1 亮。

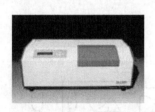

图 4-3　WZZ-2B 自动
数显旋光仪

⑦ 按复测键一次，指示灯 2 点亮，表示仪器显示第一次复测结果，再次按复测键，指示灯 3 点亮，表示仪器显示第二次复测结果。按平均键，显示平均值。

⑧ 如样品超过测量范围，仪器在 ±45 处自动停止。此时，取出试管，仪器即自动转回零位。此时可将试液稀释一倍再测。

⑨ 仪器使用完毕后，应依次关闭光源、电源开关。

⑩ 钠灯在直流供电系统出现故障不能使用时，仪器也可在钠灯交流供电的情况下测试，但仪器的性能可能略有降低。

三、仪器与试剂

仪器：旋光仪，擦镜纸，电子天平，容量瓶（100mL）。

试剂：葡萄糖，纯化水。

四、操作步骤

1. 试样的配制

用电子天平准确称取 5.00g 葡萄糖，用水溶解后转入 100mL 的容量瓶中，加水定容，摇匀备用。

2. 旋光仪零点校正

在测定样品前，要先对旋光仪进行零点校正。将盛液管洗好后装上纯化水，使液面凸出管口，将玻璃盖沿管口边缘轻轻平推盖好，然后旋上螺旋帽盖，使之不漏水（如有很小的气泡，对柱型盛液管来说，可将气泡赶到凸起部分，否则会影响测定结果）。将盛液管擦干后，放入旋光仪内盖上盖子，开启钠光灯，将仪器预热 5～10min，待光源稳定后，将刻度盘调在零点左右，旋转粗动、微动手轮，使视野内三分视场明暗程度一致且最暗，此时为零视场，光度变化非常灵敏。记下读数，重复操作 3～5 次，取平均值作为零点。

3. 旋光度测定

将盛液管用待测溶液润洗 2～3 次，然后装满待测液，将盛液管放入镜筒内，依上法测定其旋光度，这时所得的读数与零点之间的差值即为该物质的旋光度。重复几次，取平均值作为样品的测定结果。

4. 关机

实验完毕，关机。

五、数据记录

项目	第一次	第二次	第三次	第四次	第五次	平均值
零点						
旋光度						

六、要点提示

（1）葡萄糖溶液要放置一天后再测旋光度。

（2）旋光仪在使用时，需通电预热几分钟，但钠光灯使用时间不宜过长。

（3）旋光仪是比较精密的光学仪器，使用时，仪器金属部分切忌沾污酸碱，防止腐蚀。光学镜片部分不能与硬物接触，以免损坏镜片。不能随便拆卸仪器，以免影响精度。

（4）样品管中，光路通过的部分不能有气泡。

七、思考与讨论

（1）物质旋光度与哪些因素有关？

（2）为什么新配的葡萄糖溶液需放置一段时间后方可测定旋光度？

（3）如盛液管中有大气泡，对测定结果有什么影响？

实验十三 折射率的测定技术

一、目标要求

（1）了解测定折射率的原理及阿贝折射仪的基本构造；

（2）掌握阿贝折射仪的使用方法；

（3）学会折射率-浓度曲线法的应用。

二、基本原理

当光线自一种透明介质进入到另一种透明介质时，由于在两种不同介质中的传播速度不同，使光线在两种介质的平滑界面上发生折射，产生折射现象，见图4-4(a)。根据折射定律，折射率是光线入射角的正弦与折射角的正弦之比值，且等于该光线在两种介质中传播速度之比。即

$$n = \frac{\sin i}{\sin r} = \frac{v_i}{v_r}$$

式中，n 为折射率；$\sin i$ 为入射角的正弦；$\sin r$ 为折射角的正弦；v_i、v_r 为光线在两种介质中传播的速度。

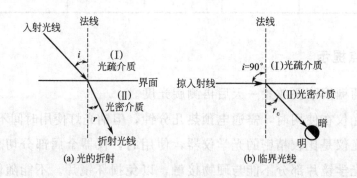

图 4-4 光的折射和临界光线

常用的折射率是指光线在空气中进行传播的速度与在供试品中进行的速度的比值。在一定条件下 n 为常数。

利用测定物质的折射率进行鉴别和含量测定的分析方法，叫折射法。折射率是物质的物理常数之一，常用于某些药物、药物合成原料、中间体或试剂的鉴别及纯度检查，也可用于某些药物的含量测定。物质的折射率不但与它的结构和光线有关，而且也受温度、压力等因素的影响。所以折射率的表示，须注明所用

的光线和测定时的温度，常用 n_D^t 表示。《中国药典》2010 年版规定，折射率测定的波长为黄色的钠光 D 线（589.3nm）；测定供试品相对于空气的折射率；除另有规定外，供试品温度为 20℃；测定折射率的仪器常用阿贝折射仪（图 4-5）。

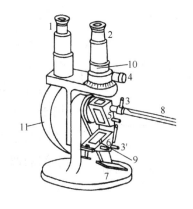

图 4-5　阿贝折射仪

1—读数目镜；2—测量目镜；3,3′—循环恒温水龙头；4—消色散旋柄；5—测量棱镜；6—辅助棱镜；7—平面反射镜；8—温度计；9—加液槽；10—校正螺丝；11—刻度盘罩

折射率测定需要在恒温下进行。但在实际工作中为了方便，一般采用同温度水的折射率来校正。在测定温度接近 20℃时，还可以用公式校正，即水溶液温度每增加（或减少）1℃，折射率降低（或升高）0.0001；而油溶液的折射率温度校正值为 0.00038。不同温度下折射率的换算公式为：

$$n_D^T = n_D^t + 0.0001 \times (t - T) \qquad （水溶液）$$
$$n_D^T = n_D^t + 0.00038 \times (t - T) \qquad （油溶液）$$

上述公式可以得到近似计算值，当测定温度与规定温度相差不大时，计算结果较为准确；当测定温度与规定温度相差较大时，计算结果误差较大。

三、仪器与试剂

仪器：阿贝折射仪，超级恒温槽，滴瓶，乳胶管，擦镜纸。

试剂：丙酮，纯化水，KCl(s)，KCl（未知浓度）。

四、操作步骤

1. 溶液的配制

配制浓度为 10％、20％、30％、40％、60％的 KCl 标准溶液。

2. 阿贝折射仪校正

（1）将阿贝折射仪置于靠窗口的桌上或白炽灯前，但避免阳光直射，用超级恒温槽通入所需温度的恒温水于两棱镜夹套中，棱镜上的温度计应指示所需温度，否则应重新调节恒温槽的温度。

（2）松开锁钮，打开棱镜，滴加 1～2 滴丙酮于玻璃面上，合上两棱镜，待镜面全部被丙酮湿润后再打开，用擦镜纸轻擦干净。

（3）打开棱镜，滴 1 滴纯化水于下面镜面上，在保持下面镜面水平情况下关

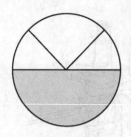

图 4-6 阿贝折射仪
镜筒中视野图

闭棱镜，转动刻度盘罩外手柄（棱镜被转动），使刻度盘上的读数等于该温度下纯化水的折射率（纯化水的折射率 $n_D^{20}=1.3330$），调节反射镜使入射光进入棱镜组，并从测量望远镜中观察，使视场最明亮，调节测量镜（目镜），使视场十字线交点最清晰。转动消色调节器，消除色散，得到清晰的明暗界线，然后用仪器附带的小旋棒旋动位于镜筒外壁中部的调节螺丝，使明暗线对准十字交点（图 4-6），校正即完毕。

3. 折射率测定

用丙酮清洗镜面后，滴加 1～2 滴 10% KCl 溶液于毛玻璃面上，闭合两棱镜，旋紧锁钮。转动刻度盘罩外手柄（棱镜被转动），使刻度盘上的读数为最小，调节反射镜使光进入棱镜组，并从测量望远镜中观察，使视场最明亮，再调节目镜，使视场十字线交点最清晰。再次转动罩外手柄，使刻度盘上的读数逐渐增大，直到观察到视场中出现的半明半暗现象，并在交界处有彩色光带，这时转动消色散手柄，使彩色光带消失，得到清晰的明暗界线，继续转动罩外手柄使明暗界线正好与目镜中的十字线交点重合。从刻度盘上直接读取折射率并记录。同法测定两次，然后再按上述步骤依次测定不同浓度及未知浓度 KCl 溶液的折射率。

4. 关闭

仪器用毕后，用沾有少量丙酮的擦镜纸擦干净，晾干后关闭。

五、数据记录

（1）将实验测定的折射率数据填入下表。

测定温度_____℃。

组成 折射率	0	10%	20%	30%	40%	60%	未知样
第一次							
第二次							
第三次							
平均值							

（2）以测得的折射率为纵坐标，标准溶液的浓度为横坐标，绘制折射率-浓度（n-c）曲线。

（3）从折射率-浓度曲线中查出未知 KCl 的浓度并填入表中。

六、要点提示

（1）阿贝折射仪用白光为光源，是因阿贝折射仪结构中的补偿器能消除黄色以外的各种杂色光，因此所测得的数值，仍然相当于使用钠光 D 线时的折射率。

（2）测定用的阿贝折射仪需能读数至 0.0001，测量范围 1.3～1.7。测定前，阿贝折射仪的读数应使用校正用棱镜或水进行校正，水的折射率 20℃时为 1.3330；25℃时为 1.3325；40℃时为 1.3305。

（3）要特别注意保护折射仪棱镜镜面，不能在镜面上造成刻痕，滴加液体时防止滴管口划镜面。

（4）每次使用前要认真清洗镜面，只许用擦镜头纸轻擦，测试完毕，也要用丙酮洗净镜面，待干燥后才能合拢棱镜。

（5）不能测定带有酸性、碱性或腐蚀性的液体。

七、思考与讨论

（1）什么是折射率？其数值与哪些因素有关？

（2）使用阿贝折射仪应注意什么？

（3）简述如何校正阿贝折射仪的误差？

实验十四　滴定分析常用仪器及基本操作

一、目标要求

（1）认识常用化学分析玻璃仪器，熟悉基本操作；

（2）了解常用仪器的洗涤和干燥方法；

（3）能够正确选择及使用分析仪器。

二、仪器与试剂

仪器：移液管，容量瓶，酸式滴定管，碱式滴定管，锥形瓶，洗耳球，毛刷。

试剂：$K_2Cr_2O_7(s)$，H_2SO_4（浓），NaOH 溶液（10%），$KMnO_4(s)$，去污粉，丙酮，无水乙醇。

三、操作步骤

(一) 滴定分析常用仪器及操作

滴定分析又称为容量分析，是利用标准溶液与待测物质的化学计量关系，根据标准溶液的消耗量，求得待测物质含量的分析方法。滴定分析主要用于一些常量组分的测定（即待测物质含量＞1%），一般情况下，测定的相对误差在±0.2%以内。滴定分析法操作简便、快速，具有重要的实用价值。滴定分析过程中主要应用以下几种仪器：

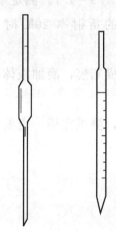

(a)移液管　(b)吸量管

图 4-7　移液管和吸量管

1. 移液管和吸量管

移液管（又称为单标线吸量管）是用于准确量取一定体积的量器 [如图 4-7(a) 所示]。移液管是一根细长而中间有一膨大部分（称为球部）的玻璃管，管颈上端刻有标线，球部标有温度（一般为 20℃），当在标明的温度下使用，移液管内溶液弯月面与标线相切，使溶液按所需方法自由流出，则流出的体积与球部上标出的体积一致。通常有 2mL、5mL、10mL、20mL、25mL、50mL、100mL 等规格，可量取相应体积的溶液。移液管按精度的高低分为 A 级和 B 级，作为计量玻璃仪器移液管允许的误差范围必须符合国家标准 GB 12808—1991，见表 4-1。

表 4-1　常用移液管的容量允差

标称容量/mL		2	5	10	20	25	50	100
容量允差/mL（±）	A	0.010	0.015	0.020	0.030	0.030	0.050	0.080
	B	0.020	0.030	0.040	0.060	0.060	0.100	0.160

吸量管（又称为分度吸量管）是带有刻度的玻璃管，用来吸取所需的不同体积的溶液 [如图 4-7(b) 所示]。吸量管的准确度不如移液管，一般只用于量取小体积的溶液，常用吸量管的规格有 1mL、2mL、5mL、10mL 等。

在实验过程中根据所移取溶液的体积和要求选择合适的移液管（或吸量管）。在滴定分析中需准确移取溶液一般使用移液管，反应需控制试液加入量时一般使用吸量管。在使用时，两者的使用方法基本相同，以移液管为例，讲解移液管（吸量管）的使用方法如下。

移液管使用前，应检查移液管的管尖和管口处有无破损，若无破损，先对其洗涤，然后用滤纸将管尖内外水分吸干，再用待移取溶液润洗 2～3 次。移取溶液时，用润洗好的移液管浸入到试剂瓶中，移液管管尖至少伸入液面 1cm，不能触底，左手持洗耳球，将食指或拇指放在洗耳球的上方，其余手指自然握住洗耳球，用右手拇指和中指拿住移液管上端距离标线 1～2cm 处，无名指和小指辅助拿住移液管，将洗耳球对准移液管管口并慢慢松开洗耳球使溶液进入移液管，眼睛注视移液管内液面上升情况，当液体上升至移液管标线以上 1～2cm 处时，迅速移开洗耳球，用右手食指堵住移液管管口，提出，左手另取一干净小烧杯，将移液管管尖紧靠小烧杯内壁，烧杯倾斜 30°，右手食指微微松动，使液面缓慢下降，调整移液管液面凹线与视线水平处标线位置相切，立刻用食指按紧管口。左手改拿接收溶液容器，将其倾斜 30°，移液管管壁紧靠容器壁，放出溶液，待溶液自然流出后管尖停靠玻璃壁 15s，移出移液管。如移液管管壁上标有"吹"字样，停靠完毕后应用洗耳球将移液管残留少量溶液吹入接收容器内；如没有该字样，则在工厂生产移液管时，已将残留体积考虑在内。

2. 容量瓶

容量瓶主要用于配制准确浓度溶液或定量稀释溶液，常与电子天平（或分析天平）、移液管配合使用，其外形为细颈梨形平底的玻璃瓶，带有玻璃磨口玻璃塞或塑料塞，颈上有标度刻线，一般表示在 20℃ 时液体充满标度刻线时的准确容积。通常有 5mL、10mL、25mL、50mL、100mL、250mL、500mL、1000mL 等规格，容量瓶除有无色外还有棕色容量瓶，用于需避光配制的溶液的制备。

在实验过程中根据需配制溶液的体积选择相应规格的容量瓶，在配制溶液前，首先应检查容量瓶是否漏液。试漏方法为将容量瓶装水至标线附近，盖好塞子，左手食指顶住瓶塞，其余手指手持瓶颈标线以上，右手指尖托住容量瓶底边缘处，将其倒置 2min，检查瓶口处有无水渗出，若无水渗漏，将容量瓶直立，再将瓶塞旋转 180°，同样操作，如不漏水方可使用，配套的仪器，用棉线或橡皮筋将瓶塞系在瓶颈。

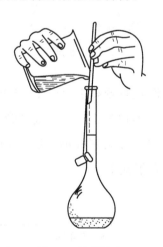

图 4-8　转移溶液

使用容量瓶配制标准溶液或稀释溶液时，对于固体样品，先用少量溶剂于干净烧杯中将称量好的固体样品溶解，再在玻璃棒引流下将溶液定量转移至容量瓶中（如图 4-8 所示）。转移溶液时，左手拿烧杯，使烧杯口靠玻璃棒，玻璃棒末端靠在容量瓶瓶颈内壁上（玻璃棒悬空伸入容量瓶口中），使烧杯中溶液沿玻璃棒和内壁流入容量瓶中，烧杯中溶液倒尽后，不要使烧杯马上离开玻璃棒，将烧杯和玻璃棒稍微向上提起，并使烧杯直立，然后将玻璃棒放回烧杯中（避免烧杯和玻璃棒之间溶液流到容量瓶壁外），玻璃棒和烧杯用少量溶剂冲洗2～3次，并按照同样的方法将溶液转移至容量瓶中，以此保证溶质全部转移至容量瓶。然后加溶剂，当容量瓶中溶液至体积的 3/4 左右时，将容量瓶沿水平方向摇动几周以使溶液初步混合，再继续加溶剂至距离标线约1cm，等待 1～2min，改用滴管滴加溶剂至弯月面下缘与标线刻线相切。盖紧瓶塞，左手食指顶住瓶塞，其余手指拿容量瓶瓶颈标线以上部分，右手指尖托住瓶底边缘，将容量瓶倒转，使气泡上升到顶，再将瓶身直立，再倒转，如此反复 10 次左右，使溶液充分混匀。

对于液体样品，一般用移液管量取一定体积的溶液于容量瓶中（移液管直立，容量瓶倾斜30°），然后按上述方法定容、混匀溶液。

3. 滴定管

滴定管是滴定分析时准确量取滴定溶液体积的玻璃量器，按用途不同分为酸式滴定管和碱式滴定管（如图 4-9 所示）。其基本组成是由细长且内径均匀、刻有均匀刻线的玻璃管制成（刻线线宽不超过 0.3mm）下端的流液口为一尖嘴，中间通过玻璃活塞或乳胶管（配以玻璃珠）连接以控制滴定速度。

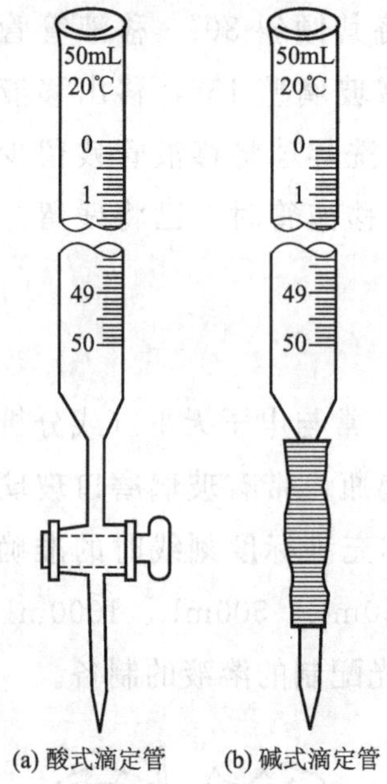

滴定管按精度分为 A 级和 B 级，A 级精密度高于 B 级；按容积不同分为常量滴定管、半微量滴定管及微量滴定管。其容积最小为 1mL，最大的为 100mL。常量滴定管规格有 25mL、50mL 和 100mL，最常用的是 50mL 滴定管；半微量滴定管容积为 10mL；微量滴定管规格有 1mL、2mL、5mL，常用滴定管允许误差必须符合国家标准 GB 12805—2011，见表 4-2，此外，滴定管还有无色滴定管和棕色滴定管。

(a)酸式滴定管　(b)碱式滴定管

图 4-9　滴定管

表 4-2　常用滴定管的容量允差

标称容量/mL		2	5	10	25	50	100
分度值/mL		0.02	0.02	0.05	0.1	0.1	0.2
容量允差/mL （±）	A 级	0.010	0.010	0.025	0.05	0.05	0.10
	B 级	0.020	0.020	0.050	0.10	0.10	0.20

在实验过程中，根据可能消耗滴定溶液体积和
滴定溶液性质选择相应规格的滴定管。酸性、中
性、氧化性溶液应选择酸式滴定管如高锰酸钾、硝
酸银、碘等；碱性溶液由于能腐蚀玻璃磨口和活
塞，所以碱性和无氧化性溶液应选择碱式滴定管。

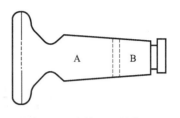

图 4-10 涂抹凡士林位置

酸式滴定管洗净后，为使玻璃活塞转动灵活，
防止液体渗出，应在玻璃活塞处涂抹凡士林（如图 4-10 所示）。用手或玻璃棒
蘸取少量凡士林后，放于活塞 A、B 两处，沿同一方向旋转一活塞，使凡士林
均匀地涂抹于活塞上。涂完凡士林后将活塞直接插入滴定管活塞套中，插入时
应注意活塞孔与滴定管平行，然后沿同一方向旋转活塞，至活塞套内凡士林呈
透明状，旋转时应向活塞小头部分（B 部分）用力，以免来回移动活塞，使塞
孔发生堵塞。最后将橡胶圈套在活塞小头部分凹槽内。在滴定管内充水，检查
是否漏液，如不漏液可用于滴定。先将准备好的酸式滴定管用待装液装至滴定
管体积的 1/5 处左右，润洗 2～3 次，润洗液从下口放出，然后从试剂瓶中直
接转移溶液至滴定管内，此时管尖处没有被溶液充满，右手拿滴定管上端无刻
线位置并使滴定管倾斜 30°，左手迅速打开活塞使溶液冲出至管尖处气泡全部
排出、管尖充满溶液为止，调整滴定管内溶液高度使之从所需刻度开始，将准
备好的滴定管放于铁架台上固定，准备滴定。使用酸式滴定管进行滴定分析
时，调整滴定管高度，使滴定管末端伸入瓶口 1cm，瓶底距离实验台面 2～
3cm。左手握滴定管，无名和小指弯向手心，利用大拇指、食指和中指旋转活
塞控制滴定速度；右手持锥形瓶边滴加滴定溶液边按要求摇匀。若对烧杯中溶
液进行滴定，可将烧杯置于实验台上，滴定管伸入烧杯约 1cm，右手持玻璃
棒，在玻璃棒搅拌下滴定。当滴定近终点时，只加半滴，然后在玻璃壁轻轻停
靠，再用洗瓶将该液冲入瓶中。

碱式滴定管准备与酸式滴定管基本相同。碱式滴定管洗净后，应检查橡
胶管是否老化、玻璃珠大小是否适当、是否漏液，如不符合要求应及时更
换。使用碱式滴定管滴定时，先用待装液润洗 2～3 次后，装入滴定溶液，
排除碱式滴定管中气泡方法为：将滴定管橡胶管向上弯曲，玻璃尖嘴斜向上
方，左手拇指和食指捏住玻璃珠所在部位，使玻璃珠移至手心一侧，溶液从
玻璃尖嘴喷出，气泡随之逸出（如图 4-11 所示），调整溶液高度，将其固定
于铁架台，大拇指和食指捏住橡胶管内玻璃珠所在部位，向右挤橡胶管使玻
璃珠移向手心（如图 4-12 所示），根据玻璃珠与橡胶管之间缝隙大小控制滴
定速度。

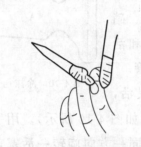
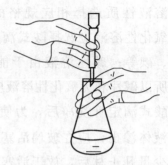

图 4-11 碱式滴定管排气泡   图 4-12 滴定操作

（二）仪器的洗涤和干燥

1. 洗涤

分析化学实验中所使用仪器干净与否，通常直接影响分析结果的准确度及实验数据的精密度，所以实验中应使用清洁、干净的玻璃仪器。化学分析中洁净器皿的标准为仪器内、外壁透明，而且水沿内外壁流出后，内外壁均匀润湿，不聚集成水滴。清洗的基本原则为"少量、多次"为宜。

实验室中常用的烧杯、锥形瓶等普通玻璃器皿，可先用水清洗，除去水溶性物质，然后用毛刷蘸取少许去污粉或合成洗涤剂进行里外刷洗，再用自来水冲洗，然后用蒸馏水（或去离子水）淋洗 2～3 次。

对于计量玻璃仪器（如滴定管、移液管、吸量管、容量瓶等），为确保刻度的准确性，不宜采用刷子刷洗，以免磨损器壁。通常采用适当的洗液进行清洗。其基本方法为将配好的洗液转移至待洗容器内，使洗液经过容器内壁，倒出洗液，然后用自来水充分冲洗，最后用蒸馏水（或去离子水）淋洗 2～3 次。如仍未清洗干净可换用其他洗液重复上述操作。

2. 干燥

清洗干净的仪器，玻璃壁上仍有水分，在化学分析中对于玻璃仪器的干燥通常有以下几种方法。

（1）风干　将洗净的玻璃仪器倒置于仪器架上，自然滴水、晾干。由于其干燥过程较慢，所以通常适用于不急用的器皿干燥。

（2）吹干　对于急用的玻璃器皿，首先将瓶口倒置，尽可能地去除水分，然后加入适量的易挥发的有机溶剂如丙酮、酒精荡洗后倾出，再用电吹风按冷风—热风—冷风的顺序吹干。

（3）烘箱烘干 将洗净的器皿开口朝上，放入烘箱（温度保持在105～120℃）内进行烘干，使用烘箱时应注意，对于计量玻璃仪器不可用烘箱烘干。

四、要点提示

1. 移液管和吸量管

（1）需精密量取一定整数体积的溶液，应选用相应大小的移液管，不能用两个或多个移液管分取相加的方法来精密量取整数体积的溶液。

（2）对移液管进行润洗时溶液体积为总移液管体积的1/5即可，防止浪费；润洗方法：装入溶液，横持移液管并朝一个方向旋转，使溶液浸润全管内壁，当溶液流至标线以上距管口2～3cm处，将移液管直立从下口放出溶液，放出溶液不能放回原瓶，重复操作2～3次，使移液管管壁内溶液浓度与原试剂瓶中溶液浓度趋于相等，防止将移液管浸入试剂瓶中吸取溶液时改变原试剂瓶中溶液浓度。

（3）移液管移取溶液时，移液管管尖浸入溶液液面以下至少1cm，不能浸入太多，以免管口外壁沾附溶液过多，也不要浸入太少，以免液面下降后吸空，吸液时应注意管尖和液面位置，使管尖随液面下降而下降。

（4）使用移液管移取溶液后，使溶液在重力下自然流出，将移液管停靠玻璃壁15s时，由于接收容器内壁与管尖接触部位不同，可能会造成留存在管尖部位溶液的体积的变化，为此，可在等待15s后，将移液管管尖靠容器壁轻轻旋转，使管尖部分每次留存溶液体积基本相同。

2. 容量瓶

（1）用容量瓶对溶液稀释时，用移液管移取一定体积的溶液，移液管管尖应靠在容量瓶瓶颈，使液体沿瓶壁流入容量瓶内。

（2）用容量瓶配制溶液时，若溶剂为易挥发液体，在将其倒置充分混匀时，应注意打开瓶塞，放气，防止由于溶剂挥发而使容量瓶中压力过大将瓶塞顶出。

（3）容量瓶不宜长时间放置溶液，特别是碱性溶液长时间贮存在容量瓶中会使碱液侵蚀瓶塞，而无法打开。如需长时间放置溶液，则应将配制好的溶液转移至清洁干燥的试剂瓶中贮存。

（4）容量瓶使用完毕应立刻洗净，如长期不使用，磨口处应用纸片将瓶塞与磨口隔开。

3. 滴定管

（1）氧化性溶液不能选择碱式滴定管，是防止溶液腐蚀碱式滴定管橡胶。

（2）对酸式滴定管涂抹凡士林时，应注意不要将凡士林涂到活塞孔内，防止堵塞滴定管。

（3）使用酸式滴定管滴定时，旋转活塞时不能向外用力，更不能用左手掌心顶住活塞细口处，防止推出活塞造成漏液。

（4）使用碱式滴定管滴定时，不要使玻璃珠上下移动，不能捏玻璃珠下部橡胶管，防止空气进入而形成气泡。

（5）滴定操作对锥形瓶摇匀时，应朝同一方向（顺时针或逆时间）摇动，不能前后振动，以防溶液溅出或溅到玻璃壁上，影响终点判断；不同化学反应摇动速度有一定区别，如无特殊说明，一般使溶液旋转有一旋涡即可。

（6）滴定时，在记录滴定管初始读数后，眼睛应注视锥形瓶（或烧杯）内溶液颜色变化，确定终点后，再记录滴定管中溶液体积。

（7）化学滴定通常开始时滴定速度可稍快，但不能呈线状流出，一般速度控制在每秒3～4滴（$10mL \cdot min^{-1}$），接近终点时加入滴定溶液颜色消失变慢，就改为逐滴加入，每加入一滴摇匀溶液，最后改为半滴半滴加入，控制滴定管中溶液使之悬挂于滴管尖嘴处，悬而不落，形成半滴，然后将其在锥形瓶内壁轻靠，再用洗瓶吹洗锥形瓶内壁溶液，摇匀，直至溶液出现颜色变化，且半分钟内不褪色，即到化学终点。

4. 碱式滴定管洗涤

对碱式滴定管洗涤时，不能用铬酸洗液直接接触橡胶管，以防氧化使橡胶管变硬失去弹力而漏液；为防止洗液和橡胶管接触可选用以下方法。

（1）取下橡胶管、玻璃珠和尖嘴，将玻璃珠和尖嘴浸泡在洗液中，滴定管管口浸入洗液，用洗耳球吸取洗液至滴定管充满洗液，数分钟后，将洗液放回原瓶，对滴定管进行水洗。

（2）取下橡胶管、玻璃珠和尖嘴，套上旧的胶帽，然后装入洗液进行洗涤。

5. 铬酸洗液

铬酸洗液可反复使用，使用时尽量不使洗液稀释，降低洗涤效果。

6. 冲洗

用洗液洗完玻璃仪器后用自来水冲洗时，由于第一次冲洗玻璃壁内洗液时，洗液浓度仍然较大，有腐蚀性，应将该液倒入废液缸中。

7. 烘干

用烘箱烘干仪器时，烘干的仪器应在烘箱内自动降温后取出。

五、思考与讨论

（1）用移液管、吸量管、滴定管量取液体前，用被移取的液体对其进行润洗的目的是什么？

（2）用玻璃棒转移溶液至容量瓶中，为什么要对玻璃棒进行冲洗，合并洗液于容量瓶中？

（3）滴定管为什么分为碱式滴定管和酸式滴定管？它们有什么区别？

附表1 移液操作考核评分表

项目	考核内容	配分	操作要求	考核记录	扣分	得分
移取溶液	移液管洗涤	5	洗涤干净			
	移液管润洗	30	1. 润洗液量正确			
			2. 润洗方法正确			
			3. 润洗次数不少于3次			
			每错一项扣10分，扣完为止			
	吸溶液	25	1. 插入页面1~2cm			
			2. 不吸空			
			3. 不重吸			
			4. 不在原瓶吸取			
			5. 溶液不放回原瓶			
			每错一次扣5分，扣完为止			
	调刻线	20	1. 调刻线前擦干外壁			
			2.调刻线时移液管竖直，尖端靠壁			
			3. 调刻度线失败重吸			
			4. 调刻线准确度			
			每错一项扣5分，扣完为止			
	放溶液	15	1. 移液管竖直			
			2. 移液管尖嘴靠壁			
			3.放液后停顿约15s			
			每错一项扣5分，扣完为止			
	清场	5	仪器清洗，摆放，台面整洁			

附表 2　容量瓶操作考核评分表

项目	考核内容	配分	操作要求	考核记录	扣分	得分
定量转移并定容	容量瓶洗涤	5	洗涤干净			
	容量瓶试漏	10	正确试漏			
	定量转移	40	1. 样品全溶后转移			
			2. 玻棒插入深度			
			3. 玻棒靠壁			
			4. 玻棒拿出动作			
			5. 吹洗玻棒、容量瓶口			
			6. 溶液不洒落			
			7. 洗涤次数不少于 3 次			
			8. 溶液不洒落			
			每错一项扣 5 分,扣完为止			
	定容	30	1. 2/3 水平摇动			
			2.近刻度线停 2min			
			3. 准确稀释至刻线			
			4. 摇动 7～8 次打开旋塞 180°			
			5. 摇匀次数不少于 14 次			
			6. 摇匀动作正确			
			每错一项扣 5 分,扣完为止			
	清场	15	洗涤干净			
			摆放整齐有序			
			每错一项扣 7.5 分,扣完为止			

实验十五　酸碱标准溶液的配制及标定

一、目标要求

（1）进一步练习滴定管、容量瓶、移液管的使用；复习并进一步练习减重称量法；

（2）掌握酸、碱标准溶液的配制方法和浓度的标定原理方法，学会酸（碱）式滴定管的洗涤和使用方法；

（3）掌握酸碱滴定终点的正确判断，初步掌握酸碱指示剂的选择方法，熟悉甲基橙和酚酞指示剂的使用。

二、基本原理

标准溶液也称滴定溶液，是指已知准确浓度的溶液。其配制方法通常有两种：直接法和标定法。直接法适用于配制标准溶液的物质必须是基准物质，大多数物质的标准溶液不宜用直接法配制，可选用标定法。即先配成近似所需浓度的溶液，再用基准物质或已知准确浓度的标准溶液标定其准确浓度。HCl 和 NaOH 标准溶液在酸碱滴定中最常用，但由于浓盐酸易挥发，NaOH 固体易吸收空气中的 CO_2 和水蒸气，故只能选用标定法来配制。其浓度一般在 $0.01\sim1mol \cdot L^{-1}$ 之间，通常配制 $0.1mol \cdot L^{-1}$ 的溶液。

1. 标定碱的基准物质

常用标定碱标准溶液的基准物质有邻苯二甲酸氢钾、草酸等。邻苯二甲酸氢钾易制得纯品，在空气中不吸水，容易保存，摩尔质量较大，是一种较好的基准物质，标定反应如下：

$$KHC_8H_4O_4 + NaOH \Longleftrightarrow KNaC_8H_4O_4 + H_2O$$

化学计量点时，溶液呈弱碱性（pH＝9.20），可选用酚酞作指示剂。邻苯二甲酸氢钾通常在 $105\sim110℃$ 下干燥 2h 后使用，干燥温度不能过高，否则脱水成为邻苯二甲酸酐。

2. 标定酸的基准物质

常用于标定酸的基准物质有无水碳酸钠和硼砂。其浓度还可通过与已知准确浓度的 NaOH 标准溶液比较进行标定。无水碳酸钠易吸收空气中的水分，使用前需先将其置于 $270\sim300℃$ 干燥 1h，然后保存于干燥器中备用。标定反应如下：

$$Na_2CO_3 + 2HCl \longrightarrow 2NaCl + H_2O + CO_2\uparrow$$

化学计量点时，为 H_2CO_3 饱和溶液，pH 为 3.9，以甲基橙作指示剂应滴至溶液呈橙色为终点。为使 H_2CO_3 的饱和部分不断分解逸出，临近终点时应将溶液剧烈摇动或加热。

三、仪器与试剂

仪器：电子天平，托盘天平，酸式滴定管（50mL），碱式滴定管（50mL），锥形瓶（250mL），烧杯，试剂瓶（500mL），10mL 量筒。

试剂：浓 HCl(A.R.)，NaOH(s)(A.R.)、邻苯二甲酸氢钾 （s）(A.R.)，无水 Na_2CO_3(G.R.)，甲基橙指示剂，酚酞指示剂。

四、操作步骤

(一) 标准溶液的配制

1. 配制 $0.1mol \cdot L^{-1}$ HCl 溶液

用洁净量筒量取 4.5mL 浓 HCl 倒入预先盛有适量水的试剂瓶中，加水稀释至 500mL，摇匀，贴好标签备用。

2. 配制 $0.1mol \cdot L^{-1}$ NaOH 溶液

用烧杯由托盘天平迅速称取 2g 固体 NaOH，加约 30mL 无 CO_2 的蒸馏水溶解，稀释至 500mL，转入橡皮塞试剂瓶中，盖好瓶塞，摇匀，贴好标签备用。

(二) 标定

1. NaOH 标准溶液浓度的标定

洗净碱式滴定管，检查不漏水后，用所配制的 NaOH 溶液润洗 2~3 次，每次用量 5~10mL，然后将碱液装入滴定管中至 "0" 刻度线上，排除管尖的气泡，调整液面至 0.00 刻度或零点稍下处，静置 1min 后，精确读取滴定管内液面位置，并记录在报告本上。

用减重称量法准确称取 0.3~0.4g 已烘干的邻苯二甲酸氢钾（$KHC_8H_4O_4$）3 份，分别放入三个已编号的 250mL 锥形瓶中，加 20~30mL 水溶解（若不溶可稍加热，冷却后），加入 1~2 滴酚酞指示剂，用 $0.1mol \cdot L^{-1}$ NaOH 溶液滴定至呈微红色，半分钟不褪色，即为终点。计算 NaOH 标准溶液的浓度。计算平均结果和相对平均偏差，要求相对平均偏差不大于 0.2%。

2. HCl 标准溶液浓度的标定

洗净酸式滴定管，经检漏、润洗、装液、静置等操作，备用。

准确称取无水碳酸钠 3 份，每份约为 0.10~0.12g（或准确称取 1.0~1.2g 无水 Na_2CO_3，溶解后，定容在 250mL 容量瓶中，用 25mL 移液管移取），分别放在 250mL 锥形瓶内，加水 20~30mL 溶解，小心摇匀，加甲基橙指示剂 1~2 滴，然后用盐酸溶液滴定至溶液由黄色变为橙色，即为终点，平行滴定三份，计算 HCl 标准溶液的浓度。其相对平均偏差不得大于 0.3%。

五、数据处理

1. 计算公式

(1) NaOH 溶液浓度的标定

$$c(\text{NaOH}) = \frac{m(\text{KHC}_8\text{H}_4\text{O}_4)}{V(\text{NaOH}) \times 10^{-3} \times M(\text{KHC}_8\text{H}_4\text{O}_4)}$$

式中　$c(\text{NaOH})$——NaOH 标准溶液的浓度，mol·L^{-1}；

$m(\text{KHC}_8\text{H}_4\text{O}_4)$——邻苯二甲酸氢钾的质量，g；

$M(\text{KHC}_8\text{H}_4\text{O}_4)$——邻苯二甲酸氢钾的摩尔质量，g·mol^{-1}；

$V(\text{NaOH})$——滴定时消耗 NaOH 标准溶液的体积，mL。

(2) HCl 溶液浓度的标定

$$c(\text{HCl}) = \frac{m(\text{Na}_2\text{CO}_3)}{M(1/2\text{Na}_2\text{CO}_3)V(\text{HCl}) \times 10^{-3}}$$

式中　$m(\text{Na}_2\text{CO}_3)$——Na$_2CO_3$ 的质量，g；

$M(1/2\text{Na}_2\text{CO}_3)$——以 $1/2\text{Na}_2\text{CO}_3$ 为基本单元的 Na$_2$CO$_3$ 的摩尔质量，g·mol^{-1}；

$V(\text{HCl})$——滴定时消耗 HCl 标准溶液的体积，mL。

2. 数据记录及结果

NaOH 标准溶液浓度的标定

项　　目	1	2	3
倾样前称量瓶＋KHC$_8$H$_4$O$_4$ 质量/g			
倾样后称量瓶＋KHC$_8$H$_4$O$_4$ 质量/g			
$m(\text{KHC}_8\text{H}_4\text{O}_4)$/g			
NaOH 标准溶液体积初读数/mL			
NaOH 标准溶液体积终读数/mL			
消耗 NaOH 标准溶液体积 $V(\text{NaOH})$/mL			
$c(\text{NaOH})$/mol·L^{-1}			
$\bar{c}(\text{NaOH})$/mol·L^{-1}			
$R\bar{d}$（相对平均偏差）			

HCl 标准溶液浓度的标定

试样编号	I	II	III
倾出前称量瓶＋Na_2CO_3 质量/g			
倾出后称量瓶＋Na_2CO_3 质量/g			
$m(Na_2CO_3)$/g			
HCl 标准溶液体积初读数/mL			
HCl 标准溶液体积终读数/mL			
消耗 HCl 标准溶液体积 $V(HCl)$/mL			
$c(HCl)$/mol·L^{-1}			
$\bar{c}(HCl)$/mol·L^{-1}			
$R\bar{d}$(相对平均偏差)			

六、要点提示

（1）取干净的滴定管，平行测定 2～3 次。每次测定都必须将酸、碱溶液重新装至滴定管的零刻度线附近。

（2）注意终点时滴定速度；学会半滴操作。

（3）判断终点，注意掌握半秒不褪色。

（4）HCl 易挥发，有刺激性，配制时注意通风，酸、碱溶液排放前要中和。

七、思考与讨论

（1）如何计算称取基准物邻苯二甲酸氢钾或 Na_2CO_3 的质量范围？称得太多或太少对标定有何影响？

（2）溶解基准物质时加入 20～30mL 水，是用量筒量取，还是用移液管移取？为什么？

（3）如果基准物未烘干，将使标准溶液浓度的标定结果偏高还是偏低？

（4）用 NaOH 标准溶液标定 HCl 溶液浓度时，以酚酞作指示剂，用 NaOH 滴定 HCl，若 NaOH 溶液因贮存不当吸收了 CO_2，对测定结果有何影响？

附表 滴定操作考核评分表

项目	考核内容	配分	操作要求	考核记录	扣分	得分
滴定操作	滴定管洗涤	5	洗涤干净			
	滴定管试漏	5	正确试漏			
	滴定管润洗	15	1. 润洗量 10～15mL			
			2. 润洗动作正确			
			3. 润洗不少于 3 次			
			每错一项扣 5 分,扣完为止			
	装液	20	1. 装溶液前摇匀			
			2. 试剂瓶标签朝手心			
			3. 溶液不溢出			
			4. 赶出气泡			
			每错一项扣 5 分,扣完为止			
	调零点	5	调零点正确			
	滴定操作	20	1. 滴定速度适当			
			2. 近终点靠液次数不多于 4 次			
			每错一项扣 10 分,扣完为止			
	终点判断	10	终点判断准确			
	读数	10	1. 停留 30s 读数			
			2. 读数正确,允许误差最大 0.02mL			
			每错一个扣 5 分,扣完为止			
	文明操作结束工作	10	1. 仪器摆放整齐 2. 台面整洁 3. 废纸/废液不乱扔乱倒 4. 结束后清洗仪器			
			每错一项扣 2.5 分,扣完为止			

实验十六 药用硼砂的含量测定

一、目标要求

(1) 掌握用甲基红作指示剂的终点判断;
(2) 巩固酸碱滴定中强碱弱酸盐的测定原理;
(3) 学会正确观察终点的方法。

二、基本原理

$Na_2B_4O_7 \cdot 10H_2O$ 是一强碱弱酸盐,可用盐酸滴定并测定其含量,基本反应如下：

$$Na_2B_4O_7 + 2HCl + 5H_2O \longrightarrow 2NaCl + 4H_3BO_3$$

滴定产物 H_3BO_4（$K_a = 7.3 \times 10^{-10}$）是一种很弱的酸，其存在并不干扰用盐酸标准溶液对硼砂的测定。化学计量点的 pH 为 5.1，可选用甲基红为指示剂，终点颜色由黄色变为橙色。

三、仪器与试剂

仪器：电子天平，酸式滴定管（25mL），锥形瓶（250mL），量筒（50mL），电炉。

试剂：药用硼砂、HCl 标准溶液（0.1mol·L^{-1}）、甲基红指示液。

四、操作步骤

取硼砂约 0.4g，精密称定 3 份，分别加水 50mL 使其溶解（必要时可加热）。加甲基红指示液 2 滴，用 HCl 标准溶液（0.1mol·L^{-1}）滴定至溶液由黄色变为橙色，即为终点，记下 HCl 的用量。平行测定 3 次。

五、数据处理

1. 计算公式

$$w(Na_2B_4O_7 \cdot 10H_2O) = \frac{c(HCl)V(HCl)M(1/2Na_2B_4O_7 \cdot 10H_2O) \times 10^{-3}}{m(\text{样品})} \times 100\%$$

式中 $m(\text{样品})$——称取硼砂的质量，g；

$M(1/2Na_2B_4O_7 \cdot 10H_2O)$——以 $1/2Na_2B_4O_7 \cdot 10H_2O$ 为基本单元的 $Na_2B_4O_7 \cdot$

                       $10H_2O$ 的摩尔质量，g·mol^{-1}；

            $c(HCl)$——盐酸标准溶液浓度，mol·L^{-1}；

            $V(HCl)$——滴定时消耗的 HCl 标准溶液的体积，mL。

2. 数据记录及结果

项　　目	1	2	3
倾样前称量瓶＋$Na_2B_4O_7 \cdot 10H_2O$ 质量/g			
倾样后称量瓶＋$Na_2B_4O_7 \cdot 10H_2O$ 质量/g			
$m(Na_2B_4O_7 \cdot 10H_2O)$/g			
HCl 标准溶液体积初读数/mL			
HCl 标准溶液体积终读数/mL			

项　　目	1	2	3
消耗 HCl 标准溶液体积 $V(HCl)$/mL			
$w(Na_2B_4O_7 \cdot 10H_2O)$/%			
$\bar{w}(Na_2B_4O_7 \cdot 10H_2O)$/%			
$R\bar{d}$（相对平均偏差）			

六、要点提示

（1）硼砂不易溶解，必要时可在电炉上加热使之溶解，放冷后再滴定。

（2）甲基红的变色范围为 pH4.4~6.2，颜色由红色变黄色，配制时取 0.1g 或 0.2g 指示剂溶于 100mL 60%乙醇中。终点为橙色，若偏红色，则说明测定过量，使结果偏高。

七、思考与讨论

（1）$Na_2B_4O_7 \cdot 10H_2O$ 如部分风化，则测定结果偏高还是偏低？

（2）用 HCl 标液滴定硼砂时，除甲基红外，还可选取哪些指示剂指示终点？

实验十七　药用 NaOH 的含量测定（双指示剂法）

一、目标要求

（1）掌握双指示剂法测定 NaOH 和 Na_2CO_3 混合物中个别组分含量的原理和方法；

（2）练习移液管和容量瓶的使用；

（3）熟练掌握酸式滴定管的滴定操作和滴定终点的判定；

（4）巩固递减法称取固体物质的操作。

二、基本原理

NaOH 易吸收空气中的 CO_2 使一部分 NaOH 变成 Na_2CO_3，即形成 NaOH 和 Na_2CO_3 的混合物。要测定同一试样中各组分的含量，可用 HCl 标准溶液滴定，根据滴定过程中 pH 值变化的情况来求得各组分的含量，pH 值变化的情况可根据指示剂的变化来判断。如果选酚酞做指示剂，反应达到终点时，溶液中剩余 NaHCO₃，此时用去 HCl 的总体积 V_1 为 NaOH 生成 NaCl 以及 Na₂CO₃ 生成 NaHCO₃ 共同消耗的盐酸总量，不能求出 NaOH 的含量，这时应选择第二种指示剂，继续用盐酸滴定直到终点，终点时生成的物质是 NaCl，H₂O，CO₂，可以选择甲基橙为指示剂，甲基橙的变色范围是 pH3.1～4.4，而 HCl 滴定 NaHCO₃ 的化学计量点为 3.8～3.9。选用两种不同的指示剂分别指示第一，第二化学计量点的到达，常称为"双指示剂法"，此法简便快速。

$$NaOH + HCl \longrightarrow NaCl + H_2O \text{（酚酞）}$$

$$NaCO_3 + HCl \longrightarrow NaCl + NaHCO_3 \text{（酚酞）}$$

共消耗盐酸体积 $V(HCl) = V_1$

$$NaHCO_3 + HCl \longrightarrow NaCl + H_2O + CO_2 \uparrow \text{（甲基橙）}$$

消耗盐酸体积 $V(HCl) = V_2$

首先在溶液中加入酚酞指示剂，此时溶液呈红色，用 HCl 标准溶液滴定，滴定终点由红色变为无色，则试液中 NaOH 全部被 HCl 中和，而 Na₂CO₃ 只被中和了一半，生成 NaHCO₃，这时消耗 HCl 体积为 V_1，在此溶液中再加入甲基橙指示剂，继续滴定至黄色变橙色，此时消耗的 HCl 体积为 V_2，NaHCO₃ 进一步被中和为 CO₂，完全中和 Na₂CO₃ 所需的盐酸是由两次滴定加入的，两次用量应相等，则 Na₂CO₃ 消耗的体积为 $2V_2$，从而可以求出 Na₂CO₃ 的含量，而中和 NaOH 所消耗的 HCl 量为 $V_1 - V_2$，就可以求出 NaOH 的含量，总碱量所消耗的 HCl 体积为 $V_1 + V_2$。

三、仪器与试剂

仪器：电子天平酸式滴定管，移液管（25mL），锥形瓶（250mL），烧杯，容量瓶（100mL）。

试剂：HCl 溶液（0.1mol·L⁻¹），酚酞指示剂，甲基橙指示剂，药用 NaOH。

四、操作步骤

1. 配制溶液

用递减法在电子天平上迅速准确地称量 0.35～0.45g 药用 NaOH，加少量蒸馏水溶解后，定量转移至 100mL 容量瓶中，加水稀释至刻度，摇匀。

2. 滴定

用移液管准确移取 25.0mL 样品溶液于 250mL 锥形瓶中，加 25mL 蒸馏水及 2 滴酚酞指示剂，以 HCl 液（0.1mol·L^{-1}）滴至酚酞的红色消失为止，不易判断，要仔细观察，记下所用 HCl 液体积（V_1）。再加入 2 滴甲基橙指示剂，继续用 HCl 液（0.1mol·L^{-1}）滴定，由于样品中所含 Na$_2$CO$_3$ 较少，所需盐酸量少，滴定时要小心，直到颜色由黄色变为橙色，快到终点时要充分摇动，防止形成 CO$_2$ 的过饱和溶液，使终点提前，记下所用 HCl 液体积（V_2）。平行测定 3 次。

五、数据处理

1. 计算公式

$$w(\text{NaOH}) = \frac{c(\text{HCl})(V_1 - V_2)M(\text{NaOH}) \times 10^{-3}}{m(\text{S}) \times \dfrac{25}{100}} \times 100\%$$

$$w(\text{Na}_2\text{CO}_3) = \frac{c(\text{HCl}) \times 2V_2 M(1/2\text{Na}_2\text{CO}_3) \times 10^{-3}}{m(\text{S}) \times \dfrac{25}{100}} \times 100\%$$

式中　$w(\text{NaOH})$——NaOH 的质量分数；

$w(\text{Na}_2\text{CO}_3)$——Na$_2CO_3$ 的质量分数；

$c(\text{HCl})$——HCl 标准溶液浓度，mol·L^{-1}；

V_1——酚酞终点消耗 HCl 标准溶液的体积，mL；

V_2——酚酞终点后至甲基橙终点消耗 HCl 标准溶液的体积，mL；

$M(\text{NaOH})$——NaOH 的摩尔质量，g·mol^{-1}；

$M(1/2\text{Na}_2\text{CO}_3)$——1/2Na$_2CO_3$ 的摩尔质量，g·mol^{-1}；

$m(\text{S})$——试样的质量，g。

2. 数据记录及结果

项　　目	1	2	3
倾样前称量瓶＋样品质量/g			
倾样后称量瓶＋样品质量/g			
$m(\text{S})$/g			
V_1/mL			
V_2/mL			
$c(\text{HCl})$/mL			

续表

项 目	1	2	3
$w(NaOH)/\%$			
$\overline{w}(NaOH)/\%$			
$R\overline{d}$（相对平均偏差）			
$w(Na_2CO_3)/\%$			
$\overline{w}(Na_2CO_3)/\%$			
$R\overline{d}$（相对平均偏差）			

六、要点提示

（1）样品溶液含有大量 OH^-，滴定前不应久置空气中，否则容易吸收 CO_2 使 NaOH 的量减少，而 Na_2CO_3 的量增多。

（2）本实验以酚酞为指示剂时，终点颜色为红色褪去，不易判断，要细心观察。

（3）近终点时，要充分旋摇，以防止形成 CO_2 的过饱和溶液使终点提前。

七、思考与讨论

（1）混合碱试液为什么须用煮沸赶去 CO_2 后冷却的蒸馏水稀释？

（2）如果样品是 Na_2CO_3 和 $NaHCO_3$，应如何测定？

（3）为什么移液管必须要用所移取溶液润洗，而锥形瓶则不准用所装溶液润洗？

实验十八　$AgNO_3$ 标准溶液的配制和标定

一、目标要求

（1）掌握硝酸银溶液的配制方法和标定方法；

（2）熟悉硝酸银溶液配制和标定过程中的注意事项；

（3）了解硝酸银溶液在化学分析中的用途。

二、基本原理

硝酸银标准溶液见光易分解，市售 $AgNO_3$ 常含有一定杂质，通常以 K_2CrO_4 为指示剂，以 NaCl 为基准物质对其进行标定，化学计量点前由于氯化银的溶解度小于铬酸银，所以滴加的 Ag^+ 与 Cl^- 形成白色氯化银沉淀，当达到化学计量点时，稍微过量的 Ag^+ 与 CrO_4^{2-} 形成砖红色铬酸银沉淀，滴定反应完成，其反应方程式如下：

终点前：$\qquad\qquad Ag^+ + Cl^- \rightleftharpoons AgCl\downarrow$

$\qquad\qquad\qquad\qquad\qquad$ 白色

终点时：$\qquad\qquad 2Ag^+ + CrO_4^{2-} \rightleftharpoons Ag_2CrO_4\downarrow$

$\qquad\qquad\qquad\qquad\qquad$ 砖红色

三、仪器与试剂

仪器：棕色酸式滴定管（50mL），锥形瓶（250mL），电子天平，托盘天平，烧杯，棕色试剂瓶，量筒。

试剂：$AgNO_3$（A.R.），K_2CrO_4 指示剂（50g·L^{-1}），NaCl（基准物质，于 500～600℃灼烧至恒重）。

四、操作步骤

1. $AgNO_3$（0.10mol·L^{-1}）溶液的配制

用托盘天平称取硝酸银固体 4.25g 于烧杯中，加不含有 Cl^- 的蒸馏水 250mL 使其溶解后，转移至棕色试剂瓶中，摇匀，置于暗处待标定。

2. $AgNO_3$ 溶液的标定

准确称取 0.15g 灼烧至恒重的 NaCl 基准物质三份分别置于 3 只 250mL 锥形瓶中，分别加 50mL 蒸馏水溶解，在 pH6.5～10.5 时，加 1mL K_2CrO_4 指示剂后，在不断振摇下用待标定的 $AgNO_3$ 溶液滴定至溶液有砖红色沉淀，且 30s 内不褪色，记录所消耗 $AgNO_3$ 溶液的体积，同时做空白试验，平行测定 3 次，计算 $AgNO_3$ 标准溶液浓度。

五、数据处理

1. 计算公式

$$c(AgNO_3) = \frac{m(NaCl)}{M(NaCl)[V(AgNO_3) - V(空白)] \times 10^{-3}}$$

式中　$c(AgNO_3)$——待标定 $AgNO_3$ 溶液浓度，mol·L^{-1}；

$\qquad m(NaCl)$——基准物质 NaCl 的质量，g；

M(NaCl)——NaCl 的摩尔质量，g·mol^{-1}；

V(AgNO$_3$)——滴定消耗 AgNO$_3$ 标准溶液体积，mL；

V(空白)——空白试验消耗 AgNO$_3$ 溶液体积，mL。

2. 数据记录与结果

项　　目	1	2	3
倾样前称量瓶＋NaCl 质量/g			
倾样后称量瓶＋NaCl 质量/g			
m(NaCl)/g			
AgNO$_3$ 标准溶液体积初读数/mL			
AgNO$_3$ 标准溶液体积终读数/mL			
消耗 AgNO$_3$ 标准溶液体积 V(AgNO$_3$)/mL			
空白试验消耗 AgNO$_3$ 标准溶液体积 V(空白)/mL			
c(AgNO$_3$)/mol·L^{-1}			
$\bar{c}$(AgNO$_3$)/mol·L^{-1}			
$R\bar{d}$(相对平均偏差)			

六、要点提示

（1）硝酸银见光容易分解，使用时应注意保存在棕色试剂瓶中。

（2）硝酸银具有一定的氧化性，对橡胶具有一定腐蚀性，滴定管应选择棕色酸式滴定管；若不慎接触皮肤，应用肥皂水和清水彻底冲洗皮肤。

（3）配制硝酸银溶液的蒸馏水不能含有 Cl$^-$，否则会使分析结果偏高。

（4）滴定过程中应充分振摇锥形瓶，防止生成的 AgCl 吸附 Cl$^-$，使溶液中的 Cl$^-$ 浓度降低，滴定提前到达终点，分析结果偏低。

（5）实验结束后，对盛装 AgNO$_3$ 溶液的滴定管，应先用不含有 Cl$^-$ 的蒸馏水洗涤 2～3 次后，再用自来水冲洗，防止自来水中的 Cl$^-$ 与残留的 Ag$^+$ 形成 AgCl 沉淀留在滴定管管壁。

（6）实验中溅洒在实验台面的 AgNO$_3$ 溶液应及时擦净，防止留下棕黑色银斑。

七、思考与讨论

（1）滴定中对指示剂用量是否要严格控制？为什么？

（2）滴定过程中要充分振摇锥形瓶的目的是什么？

实验十九　生理盐水中 NaCl 的含量测定（莫尔法）

一、目标要求

（1）掌握利用莫尔法测定生理盐水中 NaCl 含量的原理及方法；

（2）掌握莫尔法进行沉淀滴定的条件；

（3）了解常见银量法的应用条件、分析对象。

二、基本原理

在中性或弱碱性（pH 6.5～10.5）溶液中以 K_2CrO_4 为指示剂，$AgNO_3$ 标准溶液为滴定溶液，采用直接滴定法，可对溶液中 Cl^-、Br^- 的含量进行测定。滴定过程中，随着硝酸银标准溶液的不断加入 AgCl 首先沉淀出来，当滴定到化学计量点附近时，溶液中 Cl^- 浓度越来越小，Ag^+ 浓度增加，直至 $c^2(Ag^+)$ $c(CrO_4^{2-})>K_{sp}(Ag_2CrO_4)$，生成砖红色的 Ag_2CrO_4 沉淀，以此指示滴定终点，其反应方程式如下

$$终点前：\qquad Ag^+ + Cl^- \Longrightarrow AgCl\downarrow \quad（白色）$$

$$终点时：\quad 2Ag^+ + CrO_4^- \Longrightarrow Ag_2CrO_4\downarrow \quad（砖红）$$

三、仪器与试剂

仪器：滴定管（50 mL），锥形瓶（250 mL），移液管（10mL），电子天平，托盘天平。

试剂：$AgNO_3$ 标准溶液（0.1mol·L^{-1}），K_2CrO_4 指示剂（50 g·L^{-1}），生理盐水。

四、操作步骤

用移液管准确移取 10.0mL 生理盐水于 250mL 锥形瓶中，加入 25mL 蒸馏水和 1mL 铬酸钾指示剂，在不断振摇下用 $AgNO_3$ 标准溶液滴定溶液由黄色至有砖红色沉淀析出，且半分钟内不褪色，记录所消耗 $AgNO_3$ 标准溶液体积 V（$AgNO_3$），同时做空白试验 V（空白）。平行测定三次，计算生理盐水中 NaCl 质量浓度。

五、数据处理

1. 计算公式

$$\rho\,(NaCl)=\frac{c\,(AgNO_3)\,[V\,(AgNO_3)-V\,(空白)]\times10^{-3}\times M\,(NaCl)}{V(S)}\times100\%$$

式中　$\rho\,(NaCl)$——待测生理盐水 NaCl 的质量浓度，$g\cdot L^{-1}$；

　　$c\,(AgNO_3)$——$AgNO_3$ 标准溶液浓度，$mol\cdot L^{-1}$；

　　$M\,(NaCl)$——NaCl 的摩尔质量，$g\cdot mol^{-1}$；

　　$V(AgNO_3)$——滴定消耗 $AgNO_3$ 溶液体积，mL；

　　$V(空白)$——空白试验消耗 $AgNO_3$ 溶液体积，mL；

　　$V(S)$——分析样品溶液体积，mL。

2. 数据记录及结果

项　　目	1	2	3
$V(S)$/mL			
$AgNO_3$ 标准溶液体积初读数/mL			
$AgNO_3$ 标准溶液体积终读数/mL			
消耗 $AgNO_3$ 标准溶液体积 $V(AgNO_3)$/mL			
空白试验消耗 $AgNO_3$ 标准溶液体积 $V(空白)$/mL			
$c(AgNO_3)$/mol·L^{-1}			
$\rho(NaCl)$/g·L^{-1}			
$\bar{\rho}(NaCl)$/g·L^{-1}			
$R\bar{d}$（相对平均偏差）			

六、要点提示

（1）控制滴定反应 pH 在 6.5～10.5 下进行，因为 K_2CrO_4 是弱酸盐，酸性条件下易生成 $Cr_2O_7^{2-}$；而在强碱条件下 Ag^+ 与 OH^- 易形成 Ag_2O；当溶液的碱性太强时，可用稀硝酸中和；酸性太强时，可用 $NaHCO_3$ 或 $CaCO_3$ 调节。

（2）滴定不能在以氨溶液调节的弱碱性溶液中进行，因为 Ag_2CrO_4 和 AgCl 能与氨形成配位化合物，生成 $[Ag(NH_3)_2]^+$ 配离子。

（3）滴定时应充分振摇，使 AgCl 吸附 Cl^- 全部释放出来。

（4）沉淀滴定中，为减少沉淀对被测离子的吸附，一般滴定的体积以大些为好，故需加水稀释试液。

（5）银为贵金属，含 AgCl 的废液应回收处理。

七、思考与讨论

（1）生理盐水中 NaCl 的含量测定还可使用沉淀滴定的哪种方法？其滴定条件如何？

（2）配制 $AgNO_3$ 标准溶液的容器用自来水洗后，若不用蒸馏水洗，而直接用来配制 $AgNO_3$ 标准溶液，将会出现什么现象？为什么？

（3）莫尔法中为什么要控制溶液在中性或弱碱性溶液中进行？如何调节？

（4）配制好的 $AgNO_3$ 溶液要保存于棕色瓶中，并置于暗处，为什么？

实验二十 EDTA 标准溶液的配制和标定

一、目标要求

（1）熟悉 EDTA 的结构及基本理化性质；

（2）掌握 EDTA 溶液的配制和标定方法；

（3）掌握以铬黑 T 为指示剂标定 EDTA 的变色原理及配位滴定法对指示剂的要求。

二、基本原理

乙二胺四乙酸（EDTA）结构中含有 4 个羧基和 2 个氨基，能与许多金属离子形成 1∶1 型配合物，是一种比较常用的氨羧配位剂，但由于乙二胺四乙酸在水中溶解度较小，所以通常采用乙二胺四乙酸的二钠盐配制标准溶液，也称为 EDTA，为白色结晶状粉末，因吸附水分或含有杂质不能直接配制成标准溶液，通常先将乙二胺四乙酸的二钠盐配制成所需的相近浓度，然后用基准物质对其标定。

EDTA 的标定常用 ZnO（或金属 Zn）为基准物质，以铬黑 T（简写为 EBT）作为指示剂，在 pH＝10 的缓冲溶液中，用待标定的 EDTA 滴定，溶液由红色变为纯蓝色即为终点，根据基准物质与 EDTA 的计量关系得到 EDTA 的准确浓度。其滴定原理为：在溶液中加入的金属指示剂 EBT 与 Zn^{2+} 形成配合物，此时溶液显示出 ZnIn 配合物的颜色，随着滴定剂 EDTA 的不断加入，溶液中剩余的 Zn^{2+} 与 EDTA 形成 1∶1 型配合物，当达到化学计量后，再继续滴加 EDTA，由于金属指示剂与金属配合物（ZnIn）的稳定性比金属与 EDTA 配合物（ZnY）的稳定性低，所以 EDTA 夺取 ZnIn 中的 Zn^{2+}，使 In^- 游离而变色，此时溶液呈现的是游离态指示剂的颜色，其反应如下：

滴定前 $Zn^{2+} + In^- \rightleftharpoons ZnIn$

                                     （蓝色）（紫红色）

终点前 $Zn^{2+} + Y^- \rightleftharpoons ZnY$

终点时： $ZnIn + Y^- \rightleftharpoons ZnY + In^-$

                     （紫红色）   （蓝色）

三、仪器与试剂

仪器：电子天平，托盘天平，容量瓶（250mL），滴定管，移液管（25mL），锥形瓶（250mL），烧杯。

试剂：甲基红，乙二胺四乙酸二钠盐（$Na_2H_2Y \cdot 2H_2O$），相对分子质量为372.24，A.R.；

ZnO基准物质：纯度要求＞99.99%，800℃灼烧至恒重；

HCl溶液（1+1）：盐酸与水等体积混合；

固态铬黑T的配制方法：称取1.0g铬黑T指示剂，与100g NaCl一起研磨，混匀；

液态铬黑T（$5g \cdot L^{-1}$）：称取0.50g铬黑T溶于100mL三乙醇胺-无水乙醇（$V : V = 25 : 75$）溶液，装入棕色瓶中备用；

NH_3-NH_4Cl缓冲溶液（pH=10）的配制：取NH_4Cl 5.4g加水20mL溶解后，加入35mL浓氨水，再加水稀释至100mL；

氨水（1+2）：市售浓氨水与水体积比1：2混合而成。

四、操作步骤

1.EDTA（$0.02mol \cdot L^{-1}$）溶液的配制

用托盘天平称取乙二胺四乙酸二钠盐8.0g于烧杯中，加蒸馏水250mL使其溶解后，稀释至1000mL，贮存于聚乙烯塑料瓶中。

2.EDTA溶液的标定

精密称取在800℃灼烧至恒重的ZnO 0.4g，滴加4mL(1+1) HCl溶液使其完全溶解，定量转移至250mL容量瓶中，用水稀释至刻线、摇匀。

用25mL移液管移取上述容量瓶中溶液至250mL锥形瓶中，加入1~2滴甲基红，用（1+2）氨水中和溶液中剩余的HCl至溶液由红变黄即可。加入20mL纯化水和10mL NH_3-NH_4Cl缓冲溶液（pH=10）以及5滴液态铬黑T指示剂（$5g \cdot L^{-1}$），用配制好的EDTA溶液滴定至溶液由紫红色呈现出持续纯蓝色即为终点，同时做空白试验，记录数据。平行测定 3 次。

五、数据处理

1. 计算公式

$$c(\text{EDTA}) = \frac{m(\text{ZnO}) \times \frac{25}{250}}{M(\text{ZnO})[V(\text{EDTA}) - V(\text{空白})] \times 10^{-3}}$$

式中　$c(\text{EDTA})$——待标定 EDTA 溶液浓度，$\text{mol} \cdot \text{L}^{-1}$；

$\quad\quad m(\text{ZnO})$——基准物质 ZnO 的质量，g；

$\quad\quad M(\text{ZnO})$——ZnO 的摩尔质量，$\text{g} \cdot \text{mol}^{-1}$；

$\quad\quad V(\text{EDTA})$——滴定消耗 EDTA 溶液体积，mL；

$\quad\quad V(\text{空白})$——空白试验消耗 EDTA 溶液体积，mL。

2. 数据记录及结果

项　　目	1	2	3
倾样前称量瓶＋ZnO 质量/g			
倾样后称量瓶＋ZnO 质量/g			
$m(\text{ZnO})$/g			
EDTA 标准溶液体积初读数/mL			
EDTA 标准溶液体积终读数/mL			
消耗 EDTA 标准溶液体积 $V(\text{EDTA})$/mL			
空白试验消耗 EDTA 标准溶液体积 $V(\text{空白})$/mL			
$c(\text{EDTA})$/mol $\cdot$ L^{-1}			
$\bar{c}(\text{EDTA})$/mol $\cdot$ L^{-1}			
$R\bar{d}$（相对平均偏差）			

六、要点提示

（1）贮存 EDTA 应采用硬质玻璃瓶或聚乙烯塑料瓶。因为若长期存放，则普通玻璃中的钙等金属离子会微有溶解，而改变其浓度。

（2）固体铬黑 T 较稳定，但其水溶液不稳定，所以在液态铬黑 T 中加入三乙醇胺或盐酸羟胺防止其氧化、聚合。通常以液态铬黑 T 作为指示剂时需现用现制，不宜长时间放置。

（3）溶解乙二胺四乙酸二钠盐时若有少量不溶，可适当对烧杯进行加热、搅拌使其溶解。当所需配制的 EDTA 溶液浓度较大，即使加热也不溶解时，可加入少量 NaOH 溶液使溶液 pH 略高于 5，促使其溶解。

（4）加入(1+2)氨试液时，若溶液有固体 $Zn(OH)_2$ 析出，一般加入 NH_3-NH_4Cl 缓冲溶液即可溶解。

（5）络合反应速率较慢，滴定时滴加速度不宜过快，特别是临近终点时，应充分振摇缓慢滴定。

七、思考与讨论

（1）配位滴定法与酸碱滴定法比较，有哪些不同点？

（2）配合物滴定中为什么要使用缓冲溶液？

（3）为什么通常使用乙二胺四乙酸二钠盐配制 EDTA 标准溶液，而不用乙二胺四乙酸？

（4）以 ZnO 作基准物质，铬黑 T 作指示剂，标定 EDTA 溶液的浓度时，为什么溶液的酸度要控制在 pH=10 左右？

（5）对于配位滴定指示剂的选择有哪些要求？

实验二十一　水的总硬度及钙镁离子的含量测定

一、目标要求

（1）了解水的硬度的测定意义和常用的硬度表示方法；

（2）掌握配位滴定法测定水的总硬度的原理和方法；

（3）理解酸度条件、干扰离子对配位滴定的影响；

（4）进一步了解金属指示剂的变色原理和控制酸度的重要作用。

二、基本原理

含有钙镁盐类的水称为硬水，水的硬度是将水中的 Ca^{2+}、Mg^{2+} 均折合为 CaO 或 $CaCO_3$ 的量来计算。目前我国采用两种方法表示水的硬度：一种以德国度（°）计，1°表示 1L 水中含 CaO 的量为 10mg；另一种以 ppm 计，1ppm 表示 1L 水中含 $CaCO_3$ 的量为 1mg。通常用德国度来表示水的总硬度。

水中钙镁离子的含量可以用 EDTA 配位滴定法测定。由配位滴定的原理及

EDTA 与 Ca^{2+}、Mg^{2+} 的配位滴定的条件稳定常数可知：取一份水样，在 pH＝10 时，以铬黑 T 为指示剂，可用 EDTA 标准溶液直接测定水样中的 Ca^{2+} 和 Mg^{2+}，用 EDTA 标准溶液滴定至溶液由酒红色变为蓝绿色，即为终点。这样可求得水样中 Ca^{2+} 和 Mg^{2+} 的总量或水的硬度。另取一份水样，加入 NaOH 调节试液的 pH＝12～13，此时 Mg^{2+} 形成 $Mg(OH)_2$ 沉淀而不再与 EDTA 标准溶液反应；此时加入钙指示剂，用 EDTA 标准溶液直接滴定 Ca^{2+} 至由红变蓝，即为终点。Mg^{2+} 因为生成沉淀被掩蔽起来而不干扰测定 Ca^{2+}，由此可求得水样中 Ca^{2+} 的含量，由 Ca^{2+} 和 Mg^{2+} 的总量减去 Ca^{2+} 的含量，则可求出 Mg^{2+} 的含量。

当 pH＝12 时：$Mg^{2+} + 2OH^- \longrightarrow Mg(OH)_2 \downarrow$

$$Ca^{2+} + Y^{4-} \longrightarrow CaY^{2-}$$

而 pH＝10 时：$Ca^{2+} + HY^{3-} \longrightarrow CaY^{2-} + H^+$

$$Mg^{2+} + HY^{3-} \longrightarrow MgY^{2-} + H^+$$

滴定时，Fe^{3+}、Al^{3+} 等干扰离子可用三乙醇胺（酒石酸钾钠）予以掩蔽；Cu^{2+}、Pb^{2+}、Zn^{2+} 等重金属离子干扰离子可在碱性介质中用 KCN、Na_2S 或巯基乙酸来掩蔽，其他重金属离子可用铜试剂（DDTC）等予以掩蔽。

三、仪器与试剂

仪器：移液管(100mL)，锥形瓶(250mL)，酸式滴定管，电子天平。

试剂：EDTA（$0.02mol \cdot L^{-1}$），NH_3-NH_4Cl 缓冲溶液，铬黑 T(0.5%)，三乙醇胺（1＋2），NaOH 溶液（$40g \cdot L^{-1}$），钙指示剂，水样，酒石酸钾。

四、操作步骤

1. 水的总硬度测定

用移液管取水样 100.0mL 3 份分别置于 250mL 锥形瓶中，各加入 10mL pH 值为 10 的缓冲溶液，再加入（1＋2）的三乙醇胺和 5% 酒石酸钾各 5mL，铬黑 T 指示剂少许（约 0.02g），用 EDTA 标准溶液滴至溶液由酒红色变为纯蓝色。记下消耗的 EDTA 体积 V_1，计算水的总硬度。

2. 水中钙含量测定

用移液管移取水样 100.0mL 3 份分别置于 250mL 锥形瓶中，分别加入（1＋2）的三乙醇胺和 5% 酒石酸钾各 5mL，再加入 NaOH 溶液（$40g \cdot L^{-1}$）10mL 和钙指示剂少许，用 EDTA 标准溶液滴至溶液由酒红色变为纯蓝色。记下 EDTA 用量 V_2，计算水中钙的含量。

五、数据处理

(一) 水的总硬度数据处理

1. 总硬度计算公式

$$\rho(CaO) = \frac{c(EDTA) V_1 M(CaO)}{100.0 \times 10^{-3}}$$

式中　$\rho(CaO)$——水样中 CaO 的含量，$mg \cdot L^{-1}$；

　　　$c(EDTA)$——EDTA 标准溶液的浓度，$mol \cdot L^{-1}$；

　　　　　V_1——滴定水总硬度消耗的 EDTA 标准溶液的体积，mL；

　　$M(CaO)$——CaO 的摩尔质量，$g \cdot mol^{-1}$。

2. 水的总硬度数据记录及结果

项　目	1	2	3
V(水样)/mL			
EDTA 标准溶液体积初读数/mL			
EDTA 标准溶液体积终读数/mL			
消耗 EDTA 标准溶液体积 V_1/mL			
滴定水总硬度消耗 EDTA 标准溶液平均体积 $\bar{V}_1$/mL			
c(EDTA)/mol · L^{-1}			
ρ(CaO)/mg · L^{-1}			
$\bar{\rho}$(CaO)/mg · L^{-1}			
$R\bar{d}$(相对平均偏差)			

(二) Ca^{2+}、Mg^{2+} 含量的数据处理

1. Ca^{2+}、Mg^{2+} 含量计算公式

$$\rho(Ca) = \frac{c(EDTA)V_2 M(Ca)}{100.0 \times 10^{-3}}$$

$$\rho(Mg) = \frac{c(EDTA)(\bar{V}_1 - V_2)M(Mg)}{100.0 \times 10^{-3}}$$

式中　$\rho(Ca)$——水样中 Ca 的含量，$mg \cdot L^{-1}$；

　　　$\rho(Mg)$——水样中 Mg 的含量，$mg \cdot L^{-1}$；

　$c(EDTA)$——EDTA 标准溶液的浓度，$mol \cdot L^{-1}$；

　　　　　V_2——pH12～13 时，滴定水中 Ca^{2+} 消耗的 EDTA 标准溶液的体

积，mL；

$\overline{V}_1$——滴定水总硬度时消耗的 EDTA 的平均体积，mL；

$M(Ca)$——Ca 的摩尔质量，$g \cdot mol^{-1}$；

$M(Mg)$——Mg 的摩尔质量，$g \cdot mol^{-1}$。

2. Ca^{2+}、Mg^{2+} 含量数据记录及结果

项 目	1	2	3
V(水样)/mL			
EDTA 标准溶液体积初读数/mL			
EDTA 标准溶液体积终读数/mL			
消耗 EDTA 标准溶液体积 V_2/mL			
$(\overline{V}_1 - V_2)$/mL			
c(EDTA)/mol $\cdot$ L^{-1}			
ρ(Ca)/mg $\cdot$ L^{-1}			
$\overline{\rho}$(Ca)/mg $\cdot$ L^{-1}			
ρ(Mg)/mg $\cdot$ L^{-1}			
$\overline{\rho}$(Mg)/mg $\cdot$ L^{-1}			

六、要点提示

（1）铬黑 T 与 Mg^{2+} 显色的灵敏度高，与 Ca^{2+} 显色的灵敏度低，当水样中钙的含量高而镁的含量低时，往往得不到敏锐的终点。可在标定 EDTA 前加入适量的镁离子，利用置换滴定法的原理来提高终点变色的敏锐性。利用 K-B 指示剂也能达到此目的。

（2）如果水中 Mg^{2+} 的含量较大时，可在水中加入 20～30mL 5% 的糊精溶液，以消除 $Mg(OH)_2$ 沉淀对 Ca^{2+} 的吸附。

（3）使用三乙醇胺掩蔽铁离子、铝离子，须在 pH<4 下加入，摇动后再调节 pH 至滴定酸度。

（4）水样中含铁量超过 10mg $\cdot$ L^{-1} 时，掩蔽有困难，需要用蒸馏水稀释到含铁量不超过 7mg/L。水样中含锰量超过 1mg $\cdot$ L^{-1} 时，锰在碱性溶液中容易氧化成高价，使指示剂变成灰白或浑浊的玫瑰色。可在水样中加入 0.5～2mL 1% 盐酸羟胺还原高价锰，消除干扰。当水样中存在微量的铜时，指示剂的终点变得不清楚，可加入 1mL 2% Na_2S 进行掩蔽。

（5）滴定时因反应速率较慢，在接近终点时，滴定溶液应慢慢加入，并充分振荡。在碱性溶液中，当 $Ca(HCO_3)_2$ 含量高时，可能慢慢析出 $CaCO_3$ 沉淀，使

终点拖长，变色不敏锐。这时可在滴定前将溶液酸化，即加入 $1\sim2$ 滴（$1+1$）HCl 后煮沸溶液以除去 CO_2，但 HCl 不宜多加，否则会影响滴定时溶液的 pH。

七、思考与讨论

（1）什么叫水的总硬度？怎样表示和计算水的总硬度？

（2）如何用 EDTA 配位滴定法测定水的硬度？

（3）为什么滴定 Ca^{2+}、Mg^{2+} 总量时要控制 $pH=10$，而滴定 Ca^{2+} 分量时要控制 pH 为 $12\sim13$？若 $pH>13$ 时测 Ca^{2+} 对结果有何影响？

（4）用 KCN 试剂消除 Cu^{2+}、Pb^{2+}、Zn^{2+} 等干扰离子时为何必须在碱性介质中？

实验二十二　$Na_2S_2O_3$ 标准溶液的配制和标定

一、目标要求

（1）掌握硫代硫酸钠标准溶液的配制和保存的条件；

（2）了解标定硫代硫酸钠标准溶液浓度的原理和方法；

（3）掌握间接碘法的测定条件；

（4）掌握碘瓶的使用和正确判断淀粉指示剂指示终点。

二、基本原理

硫代硫酸钠（$Na_2S_2O_3 \cdot 5H_2O$）一般含有少量杂质，如 S、Na_2SO_3、Na_2SO_4、Na_2CO_3 及 NaCl 等，同时还容易风化和潮解，因此不能直接配制准确浓度的溶液。配制好的 $Na_2S_2O_3$ 溶液不稳定，容易分解，这是由于在水中的微生物、CO_2、空气中的 O_2 作用下，发生下列反应

$$Na_2S_2O_3 + H_2CO_3 \longrightarrow NaHSO_3 + NaHCO_3 + S\downarrow$$

$$2Na_2S_2O_3 + O_2 \longrightarrow 2Na_2SO_4 + 2S\downarrow$$

为了避免微生物的分解作用，可加入少量 HgI_2（$10mg \cdot L^{-1}$）；为减少溶解在水中的 CO_2 和杀死水中微生物，应用新煮沸后冷却的蒸馏水配制溶液并加入少量 Na_2CO_3（浓度约为 0.02%），以防止 $Na_2S_2O_3$ 分解。

配制好的 $Na_2S_2O_3$ 应贮存于棕色瓶中，放置暗处，经 $8\sim14$ 天再标定。长期使用应定期标定，若保存得好，可每两个月标定一次。NaS_2O_3 通常用 $K_2Cr_2O_7$ 标定，其反应式

$$Cr_2O_7^{2-} + 6I^- + 14H^+ \longrightarrow 2Cr^{3+} + 3I_2 + 7H_2O$$

析出碘再用 NaS_2O_3 滴定：$I_2 + 2S_2O_3^{2-} \longrightarrow S_4O_6^{2-} + 2I^-$。这个方法是间接碘法的应用。

三、仪器与试剂

仪器：托盘天平，电子天平，锥形瓶（250mL），烧杯（50mL、500mL），棕色试剂瓶（500mL），碱式滴定管（50mL），量筒，移液管（25.00mL），容量瓶（250mL），碘量瓶（250mL）。

试剂：$Na_2S_2O_3 \cdot 5H_2O$（A. R.），Na_2CO_3（A. R.），$K_2Cr_2O_7$（120℃烘干），HCl 溶液（6mol·L^{-1}）、KI 溶液（20%）、淀粉指示剂溶液（0.5%）。

四、操作步骤

1. $Na_2S_2O_3$ 标准溶液（0.1mol·L^{-1}）的配制

用托盘天平称取 0.1g Na_2CO_3 置于 500mL 烧杯中，加新煮沸并冷却的蒸馏水 200mL，搅拌使之溶解后，再通过托盘天平称取并加入 13g $Na_2S_2O_3 \cdot 5H_2O$，搅拌使之完全溶解，用新煮沸并放冷的蒸馏水稀释至 500mL，搅匀，贮于棕色试剂瓶中，放置 10~14 天后再标定。

2. $Na_2S_2O_3$ 标准溶液（0.1mol·L^{-1}）的标定

（1）精密称取在 120℃ 干燥至恒重的基准物质 $K_2Cr_2O_7$ 约 1.2g 于 50mL 烧杯中，加水适量使溶解，定量转移至 250mL 的容量瓶中，加水至刻度，摇匀。

（2）用移液管量取 $K_2Cr_2O_7$ 溶液 25.0mL 于 250mL 碘量瓶中，加 20% KI 溶液 10mL，蒸馏水 25mL，HCl 溶液（6mol·L^{-1}）5mL，盖好塞子，摇匀，在暗处放置 10min。

（3）加蒸馏水 50mL，用 $Na_2S_2O_3$ 标准溶液（0.1mol·L^{-1}）滴定至近终点时，即溶液呈淡黄色时加 5% 淀粉指示剂 2mL，继续滴定至蓝色消失，溶液呈亮绿色即为终点。重复滴定 3 次，记录所消耗的 $Na_2S_2O_3$ 标准溶液的体积。

五、数据处理

1. 计算公式

$$c(Na_2S_2O_3) = \frac{m(K_2Cr_2O_7) \times \dfrac{25.00}{250}}{M\left(\dfrac{1}{6}K_2Cr_2O_7\right)V(Na_2S_2O_3) \times 10^{-3}}$$

式中　$c(\mathrm{Na_2S_2O_3})$——$\mathrm{Na_2S_2O_3}$ 标准溶液的浓度，$\mathrm{mol \cdot L^{-1}}$；

　　$V(\mathrm{Na_2S_2O_3})$——消耗 $\mathrm{Na_2S_2O_3}$ 标准溶液的体积，mL；

　　$m(\mathrm{K_2Cr_2O_7})$——称取 $\mathrm{K_2Cr_2O_7}$ 的质量，g；

　　$M\left(\dfrac{1}{6}\mathrm{K_2Cr_2O_7}\right)$——以 $\dfrac{1}{6}\mathrm{K_2Cr_2O_7}$ 为基本单元的 $\mathrm{K_2Cr_2O_7}$ 的摩尔质量，$\mathrm{g \cdot mol^{-1}}$。

2. 数据记录及结果

项 目	1	2	3
倾样前称量瓶＋$\mathrm{K_2Cr_2O_7}$ 质量/g			
倾样后称量瓶＋$\mathrm{K_2Cr_2O_7}$ 质量/g			
$m(\mathrm{K_2Cr_2O_7})$/g			
$\mathrm{Na_2S_2O_3}$ 标准溶液体积初读数/mL			
$\mathrm{Na_2S_2O_3}$ 标准溶液体积终读数/mL			
消耗 $\mathrm{Na_2S_2O_3}$ 标准溶液体积 $V(\mathrm{Na_2S_2O_3})$/mL			
$c(\mathrm{Na_2S_2O_3})$/mol $\cdot$ L^{-1}			
$\bar{c}(\mathrm{Na_2S_2O_3})$/mol $\cdot$ L^{-1}			
$R\bar{d}$（相对平均偏差）			

六、要点提示

（1）滴定开始时要快滴慢摇，以减少 $\mathrm{I_2}$ 的挥发，近终点时，要慢滴，用力振摇，以减少淀粉对 $\mathrm{I_2}$ 的吸附。

（2）滴定结束后的溶液，放置后会变蓝色。如果不是很快变蓝（经 5min 以上），则是空气氧化所致，不影响结果。如果很快变蓝，说明 $\mathrm{K_2Cr_2O_7}$ 和 KI 的反应不完全，实验应重做。

（3）应用新煮沸放冷的蒸馏水，以除去水中的 $\mathrm{CO_2}$、$\mathrm{O_2}$，并杀死嗜硫细菌。

（4）加入少许 $\mathrm{Na_2CO_3}$ 使溶液呈弱碱性（pH＝9～10），既可抑制嗜硫细菌生长，又可防止硫代硫酸钠分解。

（5）贮于棕色瓶中，暗处保存，配好的溶液放置 7～10 天，待浓度稳定后，再进行标定。

（6）酸度对滴定影响很大，应注意控制。

（7）KI 要过量，但浓度不能超过 2%～4%，否则淀粉指示剂的颜色转变不灵敏。

七、思考与讨论

（1）配制 $Na_2S_2O_3$ 溶液时为什么要提前配制？为什么用新煮沸放冷的蒸馏水？为什么要加入 Na_2CO_3？

（2）用 $K_2Cr_2O_7$ 作基准物标定 $Na_2S_2O_3$ 溶液时，为什么要加入过量的 KI？为什么加酸后放置一定时间后才加水稀释？如果加 KI 而不加 HCl 溶液或加酸后不放置或者放置一定时间即加水稀释，会产生什么影响？

（3）标定 $Na_2S_2O_3$ 溶液时为什么要在一定的酸度范围内，酸度过高或过低有何影响？为什么滴定前要先放置 5min？为什么先加 50mL 水稀释后再滴定？

（4）为什么要求使用碱式滴定管进行硫代硫酸钠溶液的滴定？

（5）为什么在滴定至近终点时才加入淀粉指示剂？过早加入会出现什么现象？

实验二十三　碘标准溶液的配制和标定

一、目标要求

（1）掌握碘标准溶液的配制、标定及保存的方法；

（2）掌握碘标准溶液的标定方法、基本原理、反应条件、操作步骤和有关计算。

二、基本原理

碘虽可以用升华法制得纯品，但因其具有挥发性和腐蚀性，不宜在电子天平上精密称量。故通常先配成近似浓度溶液再进行标定。

碘在水溶液中溶解度很小 $[0.02g \cdot (100mL)^{-1}]$，在大量 KI 存在时，$I_2$ 与 KI 形成可溶性的 I_3^- 配离子，而增加了 I_2 的溶解度，同时又降低了碘的挥发性。所以配制 I_2 标准溶液时，需加入过量的 KI。此外在配制 I_2 标准溶液时加入盐酸的作用是去除碘中微量碘酸盐杂质，防止碘在碱性溶液中发生自身氧化还原反应。

I_2 标准溶液可用基准物质标定，测定其浓度。常用基准物质为 As_2O_3（俗名砒霜），属于剧毒品。本实验用已知准确浓度的 $Na_2S_2O_3$ 标准溶液来标定 I_2 溶液的浓度，反应式为

$$I_2 + 2S_2O_3^{2-} \longrightarrow 2I^- + S_4O_6^{2-}$$

配好的 I_2 溶液和 $Na_2S_2O_3$ 溶液经比较滴定，求出两者的体积比，然后通过 $Na_2S_2O_3$ 溶液的浓度，算出 I_2 溶液的浓度。

三、仪器与试剂

仪器：碱式滴定管，烧杯（50mL），锥形瓶（250mL），碘量瓶，量筒，移液管（25mL），托盘天平，垂熔玻璃漏斗，棕色试剂瓶（500mL）。

试剂：$I_2(s)$，$Na_2S_2O_3(s)$，淀粉指示液（$5g \cdot L^{-1}$），$KI(s)$，$Na_2CO_3(s)$，$K_2Cr_2O_7$（120℃烘干），浓 HCl。

四、操作步骤

1. I_2 标准溶液（$0.05mol \cdot L^{-1}$）的配制

用托盘天平称取 I_2 6.5g 于 50mL 烧杯中，加 KI 溶液（18g KI 溶于 30mL 水中），搅拌，待烧杯壁上没有细小颗粒时，可确信碘完全溶解后，滴加 2 滴浓 HCl；再转移至棕色试剂瓶中，用少量水清洗烧杯 3 次，并将洗涤液转入试剂瓶中；然后加蒸馏水至 500mL，摇匀，用垂熔玻璃漏斗过滤，滤液置于洁净的棕色瓶中，待标定。

2. I_2 标准溶液（$0.05mol \cdot L^{-1}$）标定

准确移取 I_2 标准溶液 25.0mL 置于 250mL 锥形瓶中，加蒸馏水 250mL 及 HCl（$6mol \cdot L^{-1}$，即 10mL 浓 HCl 加入蒸馏水到 20mL）溶液 5mL，用已标定好的 $0.1mol \cdot L^{-1}$ $Na_2S_2O_3$ 溶液滴定至溶液呈浅黄色，再加入 2mL 淀粉指示剂溶液，继续滴定至蓝色刚好消失即为终点。

五、数据处理

1. 计算公式

$$c(I_2) = \frac{1}{2} \times \frac{c(Na_2S_2O_3)V(Na_2S_2O_3)}{V(I_2)}$$

式中　　$c(I_2)$——I_2 标准溶液的浓度，$mol \cdot L^{-1}$；

$V(I_2)$——I_2 标准溶液的体积，mL；

$c(Na_2S_2O_3)$——$Na_2S_2O_3$ 标准溶液的浓度，$mol \cdot L^{-1}$；

$V(Na_2S_2O_3)$——$Na_2S_2O_3$ 标准溶液的体积，mL。

2. 数据记录及结果

项　　目	1	2	3
$V(I_2)/mL$	25.00	25.00	25.00
$Na_2S_2O_3$ 标准溶液体积初读数/mL			
$Na_2S_2O_3$ 标准溶液体积终读数/mL			
$V(Na_2S_2O_3)/mL$			
$c(I_2)/mol \cdot L^{-1}$			
$\bar{c}(I_2)/mol \cdot L^{-1}$			
$R\bar{d}$（相对平均偏差）			

六、要点提示

（1）I_2 必须在浓 KI 溶液中溶解后，再加水稀释，否则难以溶解。

（2）I_2 有挥发性、腐蚀性，应在干净的表面皿上或烧杯中称量。

（3）每次标定 I_2 溶液前对硫代硫酸钠标准滴定溶液进行标定。

（4）I_2 能缓慢腐蚀橡胶等有机物，应避免和这类物质接触。

七、思考与讨论

（1）配制 I_2 滴定液时为什么加 KI？将称得的 I_2 和 KI 一起加水到一定体积是否可以？

（2）I_2 溶液为什么不能装在碱式滴定管中？应如何读滴定管中碘液的体积？

（3）配制 I_2 溶液时，为什么要在 I_2 和 KI 完全溶解后才能用水稀释？如果过早地稀释会发生什么情况？

实验二十四　维生素 C 的含量测定

一、目标要求

（1）了解直接碘量法测定维生素 C 含量的原理和方法；

（2）掌握直接滴定碘量法的基本操作和有关计算。

二、基本原理

维生素 C 又叫抗坏血酸，分子式为 $C_6H_8O_6$。由于维生素 C 分子中的烯二醇

基具有较强的还原性，能被 I_2 定量氧化成二酮基，因而可以用 I_2 标准溶液直接滴定。其滴定反应式

$$C_6H_8O_6 + I_2 \longrightarrow C_6H_6O_6 + 2HI$$

由于维生素 C 的还原性能力强，在空气中极易被氧化，尤其在碱性介质中氧化更快，所以测定时需加入稀 HAc 使溶液呈弱酸性，减少维生素 C 的副反应，避免引起实验的误差。考虑到 I_2 在强酸性中也易被氧化，故一般选在 pH 为 3～4 的弱酸性溶液中进行滴定。

用直接滴定法可测定药片、注射液、饮料、蔬菜、水果等维生素 C 的含量。

三、仪器与试剂

仪器：酸式滴定管、锥形瓶（250mL）、量筒、电子天平。

试剂：$Na_2S_2O_3$ 标准溶液（0.1 mol·L^{-1}），I_2 标准溶液（0.05mol·L^{-1}），HAc 溶液（2mol·L^{-1}），淀粉指示液（5g·L^{-1}）、维生素 C 药片。

四、操作步骤

准确称取约 0.2g 研成粉末的维生素 C 药片，置于 250mL 锥形瓶中，加入 100mL 新煮沸并冷却的蒸馏水及 2mol·L^{-1} HAc 2mL 混合使溶解，加淀粉指示剂 1mL，立即用 I_2 标准溶液滴定至出现稳定的浅蓝色，且在 30s 内不褪色即为终点。分别记录消耗 I_2 标准溶液的体积，平行测定 3 次，计算维生素 C 的质量分数。

五、数据处理

1. 计算公式

$$w(C_6H_8O_6) = \frac{c(I_2)V(I_2) \times 10^{-3} \times M(C_6H_8O_6)}{m(C_6H_8O_6)} \times 100\%$$

式中　$w(C_6H_8O_6)$——维生素 C 的质量分数；

$c(I_2)$——I_2 标准溶液的浓度，0.1 mol·L^{-1}；

$V(I_2)$——滴定时所用 I_2 标准溶液的体积，mL；

$M(C_6H_8O_6)$——维生素 C 的摩尔质量，g·mol^{-1}；

$m(C_6H_8O_6)$——称取维生素 C 的质量，g。

2. 数据记录及结果

项 目	1	2	3
倾样前称量瓶+维生素 C 质量/g			
倾样后称量瓶+维生素 C 质量/g			
$m(C_6H_8O_6)$/g			
I_2 标准溶液体积初读数/mL			
I_2 标准溶液体积终读数/mL			
消耗 I_2 标准溶液体积 $V(I_2)$/mL			
$w(C_6H_8O_6)$/%			
$\bar{w}(C_6H_8O_6)$/%			
$R\bar{d}$(相对平均偏差)			

六、要点提示

(1) 滴定过程要迅速,最好在 2min 内结束一份的滴定,以防维生素 C 被氧化。

(2) 为减少抗坏血酸被空气氧化所造成的误差,必须在第一份试样做完后,再溶解第二份试样。

七、思考与讨论

(1) 测定维生素 C 的含量为何要在 HAc 介质中进行?

(2) 溶解维生素 C 试样为何要用新煮沸放冷蒸馏水?

(3) 本实验误差产生的原因主要有哪些?应采取哪些措施减少误差?

实验二十五　$KMnO_4$ 标准溶液的配制和标定

一、目标要求

(1) 了解 $KMnO_4$ 标准溶液的配制方法和保存条件;

(2) 掌握用 $Na_2C_2O_4$ 作基准物质标定 $KMnO_4$ 溶液浓度的原理和方法;

(3) 了解自身指示剂指示终点的方法。

二、基本原理

市售的 $KMnO_4$ 中含有少量的 MnO_2 和其他杂质,如硫酸盐、氯化物及硝酸盐等。蒸馏水中也含有微量还原性物质，它们可与 $KMnO_4$ 反应而析出 $MnO(OH)_2$（MnO_2 的水合物），产生 MnO_2 和 $MnO(OH)_2$ 又能进一步促进 $KMnO_4$ 分解。光也能促进 $KMnO_4$ 分解。因此，$KMnO_4$ 标准溶液不能用直接法配制。

标定 $KMnO_4$ 溶液的基准物质有 $Na_2C_2O_4$、$H_2C_2O_4 \cdot 2H_2O$、$(NH_4)_2Fe(SO_4)_2 \cdot 6H_2O$（俗称摩尔盐）、$As_2O_3$ 和纯铁丝等。其中 $Na_2C_2O_4$ 不含结晶水，容易提纯，没有吸湿性，是常用的基准物质。

在酸性溶液中，$C_2O_4^{2-}$ 与 MnO_4^- 的反应

$$2MnO_4^- + 5C_2O_4^{2-} + 16H^+ \longrightarrow 2Mn^{2+} + 10CO_2\uparrow + 8H_2O$$

滴定中，最初几滴 $KMnO_4$ 即使在加热情况下，与 $C_2O_4^{2-}$ 反应仍然很慢，当溶液中产生 Mn^{2+} 以后，反应速率才逐渐加快，因为 Mn^{2+} 对反应有自催化作用。

由于 $KMnO_4$ 溶液本身具有特殊的紫红色，滴定时 $KMnO_4$ 溶液稍微过量，即可看到溶液呈微红色，表示终点已到。故 $KMnO_4$ 称为自身指示剂。

三、仪器与试剂

仪器：酸式滴定管（50mL），锥形瓶（250mL），量筒（500mL、100mL），量杯（10mL），棕色试剂瓶（500mL），垂熔玻璃漏斗，托盘天平，电子天平、称量瓶、恒温水浴锅。

试剂：$KMnO_4$（A.R.）、硫酸（$3mol \cdot L^{-1}$）、$Na_2C_2O_4$（G.R.，于105℃干燥2h后备用）。

四、操作步骤

1. $KMnO_4$ 标准溶液（$0.02\ mol \cdot L^{-1}$）的配制

称取 $KMnO_4$ 1.6 g，加入适量蒸馏水加热煮沸，溶解、冷却后，转移至500mL 洁净的棕色试剂瓶中；再用新煮沸放冷的蒸馏水稀释到刻度，摇匀，避光放置7～14天，然后用垂熔玻璃漏斗过滤，滤液贮存于另一棕色试剂瓶中备用。

2. $KMnO_4$ 标准溶液（$0.02\ mol \cdot L^{-1}$）的标定

准确称取在105℃干燥至恒重的 $Na_2C_2O_4$ 约0.17g置锥形瓶中，加新煮沸放冷的蒸馏水40mL使其溶解，再加10mL $3mol \cdot L^{-1}$硫酸，摇匀，水浴上加热到75～85℃，趁热用 $KMnO_4$ 溶液滴定。开始时缓慢加入数滴 $KMnO_4$ 溶液，并充分振摇，待紫红色褪去后，可加快滴定速度，近终点时又须放慢滴定速度，至溶

液显淡粉红色并保持 30s 不褪即为终点。当滴定完成时，溶液温度应不低于 55℃。

平行测定 3 次，根据滴定所消耗 $KMnO_4$ 溶液体积和基准物的质量，计算 $KMnO_4$ 溶液的浓度。

五、数据处理

1. 计算公式

$$c(KMnO_4) = \frac{m(Na_2C_2O_4) \times \frac{2}{5}}{M(Na_2C_2O_4)V(KMnO_4) \times 10^{-3}}$$

式中　$c(KMnO_4)$——$KMnO_4$ 标准溶液的浓度，$mol \cdot L^{-1}$；

$V(KMnO_4)$——$KMnO_4$ 标准溶液的体积，mL；

$m(Na_2C_2O_4)$——称取的 $Na_2C_2O_4$ 的质量，g；

$M(Na_2C_2O_4)$——$Na_2C_2O_4$ 的摩尔质量，$g \cdot mol^{-1}$。

2. 数据记录及结果

项　目	1	2	3
倾样前称量瓶＋$Na_2C_2O_4$ 质量/g			
倾样后称量瓶＋$Na_2C_2O_4$ 质量/g			
$m(Na_2C_2O_4)$/g			
$KMnO_4$ 标准溶液体积初读数/mL			
$KMnO_4$ 标准溶液体积终读数/mL			
消耗 $KMnO_4$ 标准溶液体积 $V(KMnO_4)$/mL			
$c(KMnO_4)$/mol·L^{-1}			
$\bar{c}(KMnO_4)$/mol·L^{-1}			
$R\bar{d}$（相对平均偏差）			

六、要点提示

（1）为了防止 $KMnO_4$ 受光照缓慢分解，配好的 $KMnO_4$ 溶液应贮存于棕色试剂瓶中，并置于阴暗处保存。

（2）为了提高反应速率，须将 $Na_2C_2O_4$ 的酸性溶液加热到 75～85℃，但不能高于90℃，否则形成的 $H_2C_2O_4$ 分解，使标定的结果偏高。

（3）滴定完成时，溶液的温度应不低于 55 ℃，否则反应速率过慢而影响终点的判断和滴定的准确性。

（4）因为 $KMnO_4$ 在酸性介质中是强氧化剂，$KMnO_4$ 溶液在加热及放置时均应盖上表面皿或者加塞，以免尘埃及有机物等落入。

七、思考与讨论

（1）怎样配制 $KMnO_4$ 标准溶液？为什么配制好的 $KMnO_4$ 溶液必须放置数日过滤后才能标定？过滤时是否可以用滤纸？为什么？

（2）用 $Na_2C_2O_4$ 标定 $KMnO_4$ 时候，为什么必须在 H_2SO_4 介质中进行？酸度过高或过低有何影响？可以用 HNO_3 或 HCl 调节酸度吗？为什么要加热到 $70\sim80℃$？溶液温度过高或过低有何影响？

（3）标定 $KMnO_4$ 溶液时，为什么第一滴 $KMnO_4$ 加入后溶液的红色褪去很慢，而以后红色褪去越来越快？

（4）在滴定时，$KMnO_4$ 溶液为什么要放在酸式滴定管中？

（5）盛放 $KMnO_4$ 溶液的烧杯或锥形瓶等容器放置较久后，其壁上常有棕色沉淀物，是什么？此棕色沉淀物用常见方法不容易洗净，应怎样洗涤才能除去此沉淀？

实验二十六　H_2O_2 含量测定

一、目标要求

（1）了解 H_2O_2 的性质和液体样品的取样方法；
（2）熟悉有色溶液的滴定管读数方法；
（3）掌握 $KMnO_4$ 法测定 H_2O_2 含量的原理和滴定方法。

二、基本原理

H_2O_2 既可作为氧化剂又可作为还原剂，具有杀菌、消毒、漂白等作用，在工业、生物、医药等行业有广泛作用，常需要测定它的含量。

H_2O_2 在酸性介质中遇 $KMnO_4$ 时，可发生下列反应

$$2MnO_4^- + 5H_2O_2 + 6H^+ \longrightarrow 2Mn^{2+} + 5O_2\uparrow + 8H_2O$$

开始反应速率慢，滴入第一滴溶液不容易褪色，待 Mn^{2+} 生成后，由于 Mn^{2+} 的催化作用，加快了反应速率，故能顺利地滴定到呈现稳定的微红色即为终点。

计量点后稍过量的 $KMnO_4$ 溶液呈微红色（$10^{-5}mol \cdot L^{-1}$）指示滴定终点。

根据 H_2O_2 摩尔质量和 $c(KMnO_4)$ 以及滴定中消耗 $KMnO_4$ 的体积计算 H_2O_2 的含量。

如 H_2O_2 试样系工业产品，用上述方法测定误差较大，因产品中常加入少量乙酰苯胺等有机物作稳定剂，此类有机物也能消耗 $KMnO_4$。遇此情况应采用碘量法等方法测定，利用 H_2O_2 和 KI 作用，析出 I_2，然后用 $S_2O_3^{2-}$ 溶液滴定。反应式为

$$I_2 + 2S_2O_3^{2-} \longrightarrow S_4O_6^{2-} + 2I^-$$

三、仪器与试剂

仪器：酸式滴定管（50mL），锥形瓶（250mL），吸量管（10mL、20mL），容量瓶（100mL）。

试剂：$KMnO_4$ 标准溶液（$0.02mol \cdot L^{-1}$），市售 H_2O_2 样品，H_2SO_4（$3.0mol \cdot L^{-1}$）。

四、操作步骤

（1）市售 H_2O_2 一般为 3% 或 30% 的 H_2O_2 水溶液，二者都需要稀释后才便于测定。用吸量管吸取 3% H_2O_2 6mL 于 100mL 容量瓶内，加蒸馏水稀释至刻度，充分摇动，混合均匀，即得稀释好的待测 H_2O_2 水溶液。

（2）用干净的吸量管精密量取上述已稀释的 H_2O_2 水溶液 20mL，置 250mL 锥形瓶中，加 $3.0mol \cdot L^{-1}$ H_2SO_4 4mL，用 $KMnO_4$ 标准溶液滴定至溶液呈微红色且在 30s 内不褪色即为滴定终点，记下 $KMnO_4$ 标准溶液消耗的体积。平行测定 3 份。

五、数据处理

1. 计算公式

$$\rho(H_2O_2) = \frac{\frac{5}{2} \times c(KMnO_4)V(KMnO_4)M(H_2O_2)}{V(H_2O_2) \times \frac{20}{100} \times 10^{-3}}$$

式中　$\rho(H_2O_2)$——试样中 H_2O_2 的质量浓度，$g \cdot L^{-1}$

$c(KMnO_4)$——$KMnO_4$ 标准溶液的浓度，$mol \cdot L^{-1}$；

$V(KMnO_4)$——滴定时所消耗的 $KMnO_4$ 标准溶液体积，mL；

$V(H_2O_2)$——移取 H_2O_2 的体积，mL；

$M(H_2O_2)$——H_2O_2 的摩尔质量，$g \cdot mol^{-1}$。

2. 数据记录及结果

项　目	1	2	3
$V(H_2O_2)$/mL			
$KMnO_4$ 标准溶液体积初读数/mL			
$KMnO_4$ 标准溶液体积终读数/mL			
消耗 $KMnO_4$ 标准溶液体积 $V(KMnO_4)$/mL			
$c(KMnO_4)$/mol · L^{-1}			
$\bar{c}(KMnO_4)$/mol · L^{-1}			
$\bar{\rho}(H_2O_2)$/mg · L^{-1}			
$R\bar{d}$（相对平均偏差）			

六、要点提示

（1）$KMnO_4$ 滴定 H_2O_2 的反应在室温下速率较慢，由于 H_2O_2 不稳定，不能加热。生成的 Mn^{2+} 对反应有催化作用。滴定时，当第 1 滴 $KMnO_4$ 颜色褪去生成 Mn^{2+} 后再滴加第 2 滴。由于 Mn^{2+} 的催化作用，加快了反应速率，故能顺利地滴至终点。

（2）过氧化氢溶液具有较强的腐蚀性，防止溅洒在皮肤和衣物上。

（3）溶液颜色较深，液面的弯月面下面不易看出，读数时应以液面的上沿最高线为准。

七、思考与讨论

（1）过氧化氢有哪些性质和用途？

（2）配制高锰酸钾标准溶液和测定过氧化氢时，为什么必须在硫酸介质中进行？能否用硝酸、盐酸和醋酸控制酸度？为什么？

（3）用 $KMnO_4$ 法测定 H_2O_2 时，能否通过加热提高反应速率？

实验二十七　水样中 COD 的测定（高锰酸钾法）

一、目标要求

（1）掌握高锰酸钾法滴定原理及操作；

（2）学会高锰酸钾法测定水样中 COD 的方法。

二、基本原理

化学需氧量（COD）是指在一定条件下，易受强氧化剂氧化的有机物质所消耗的氧量，单位为 $mg \cdot L^{-1}$。由于采用的强氧化剂及测定条件的不同，故对有机物的氧化程度也不同，所测得的数据亦有差异。所以化学需氧量的测定是一个条件性的实验，所测得的值是一个在某固定条件下测得的比较性数据。

水体中可被氧化的物质包括有机物与某些无机物（如硫化物、亚铁盐等），但化学需氧量主要是表征水体被有机物污染程度的指标，当被测水样中无机还原物含量多时，可考虑进行校正，测定化学需氧量所采用的氧化剂有高锰酸钾、重铬酸钾及高碘酸钾等。重铬酸钾法和高碘酸钾法适用于污染程度严重的水样。高锰酸钾法对有机物质的氧化能力较低，仅适用于未被污染或轻微污染的地下水样，常用高锰酸钾指数表示。

高锰酸钾指数是指在一定条件下，以高锰酸钾为氧化剂，处理水样时所消耗的氧量，单位为 $mg \cdot L^{-1}$。水中部分有机物及还原性无机物均可消耗高锰酸钾。因此，高锰酸钾指数常作为水体受有机物污染程度的综合指标。

水样加入 H_2SO_4 使呈酸性后，加入一定量的 $KMnO_4$ 溶液，并在沸水浴中加热反应一定的时间。剩余的 $KMnO_4$ 加入过量 $Na_2C_2O_4$ 溶液还原，再用 $KMnO_4$ 溶液回滴过量的 $Na_2C_2O_4$，通过计算求出高锰酸钾指数。

三、仪器与试剂

仪器：水浴装置，锥形瓶（250mL），酸式滴定管（50mL），容量瓶（1000mL）。

试剂：除非另有说明，本法所用试剂均为分析纯；水为蒸馏水、二次去离子水或等效纯水。

（1）$(1+3)H_2SO_4$　量取 100mL H_2SO_4（H_2SO_4，$\rho = 1.84g \cdot mL^{-1}$），在不断搅拌下缓缓倒入 300mL 蒸馏水中。

（2）$Na_2C_2O_4$ 标准溶液 $[c(1/2Na_2C_2O_4) = 0.01000mol \cdot L^{-1}]$　称取 0.6705g 预先经 105～110℃烘 2h 并在干燥器中冷却的 $Na_2C_2O_4$ 基准试剂，溶于 30mL 蒸馏水并移入 1000mL 容量瓶中，加入 10mL H_2SO_4 溶液（1+3），冷却后，用蒸馏水稀释至刻度，摇匀。

（3）$KMnO_4$ 标准贮备溶液 $[c(1/5KMnO_4) = 0.1mol \cdot L^{-1}]$　称取 3.2g

KMnO$_4$ 溶于 1.2L 水中，加热煮沸，使体积减少到约 1L，放置过夜，用 G$_3$ 玻璃砂芯漏斗过滤后，滤液贮于棕色瓶中保存。

（4）KMnO$_4$ 标准使用溶液 [$c(1/5\text{KMnO}_4)=0.01$ mol·L^{-1}] 吸取 25mL 上述 KMnO$_4$ 溶液，用水稀释至 250mL，贮于棕色瓶中。此溶液在临用时配制。其准确浓度按下述方法进行标定：KMnO$_4$ 溶液浓度的标定和水样的化学需氧量测定可同时进行，即取刚测定化学需氧量后的微红色水样，加入 Na$_2$C$_2$O$_4$ 标准溶液 [$c(1/2\text{Na}_2\text{C}_2\text{O}_4)=0.01000$ mol·L^{-1}] 10.00mL（此时溶液温度不应低于 70℃，否则需加热），趁热再用 KMnO$_4$ 溶液（0.01mol·L^{-1}）滴定到试液呈微红色。记录消耗 KMnO$_4$ 溶液的体积（V）。

$$c(1/5\text{KMnO}_4)V=0.1$$

式中　$c(1/5\text{KMnO}_4)$——KMnO$_4$ 标准溶液的浓度，0.002mol·L^{-1}；

V——滴定 10.00mL Na$_2$C$_2$O$_4$ 标准溶液 [$c(1/2\text{Na}_2\text{C}_2\text{O}_4)$]=0.01000mol·L^{-1}所消耗 KMnO$_4$ 溶液的体积，mL。

四、操作步骤

（1）取 100.00mL 混匀水样（如高锰酸盐指数高于 5mg·L^{-1}，则酌量少取，并用水稀释至 100mL）于 250mL 锥形瓶中。

（2）加入 5mL（1+3）H$_2$SO$_4$，摇匀。

（3）加入 10.00mL 0.01 mol·L^{-1}KMnO$_4$ 溶液，摇匀，立即放入沸水浴中加热 30min（从水浴重新沸腾起准确计时）。沸水浴液面要高于反应溶液的液面。

（4）取下锥形瓶，趁热加入 10.00mL 0.01000 mol·L^{-1}草酸钠标准溶液，摇匀，立即用 0.01 mol·L^{-1}KMnO$_4$ 溶液滴定至显微红色，记录 KMnO$_4$ 溶液消耗量 $V(\text{KMnO}_4)$。平行测定 3 次。

五、数据处理

1. 计算公式

$$\text{高锰酸钾指数（O}_2，\text{mg·L}^{-1})=\frac{V(\text{KMnO}_4)\ c(1/5\text{KMnO}_4)M(1/4\text{O}_2)}{100.00\times10^{-3}}$$

式中　$V(\text{KMnO}_4)$——滴定水样时 KMnO$_4$ 溶液的消耗量，mL；

$c(1/5\text{KMnO}_4)$——KMnO$_4$ 溶液浓度，mol·L^{-1}；

$M(1/4\text{O}_2)$——以 1/4O$_2$ 为基本单元的 O$_2$ 的摩尔质量，g·mol^{-1}。

2. 数据记录与处理

项　　目	1	2	3
KMnO₄ 标准溶液体积初读数/mL			
KMnO₄ 标准溶液体积终读数/mL			
消耗 KMnO₄ 标准溶液体积 $V(KMnO_4)$/mL			
$c\left(\dfrac{1}{5}KMnO_4\right)$/mol·L^{-1}			
高锰酸钾指数/O₂,mg·L^{-1}			
高锰酸钾平均指数/O₂,mg·L^{-1}			
$R\,\bar{d}$（相对平均偏差）			

六、要点提示

（1）在水浴加热完毕后，溶液仍应保持淡红色，如变浅或全部褪去，说明高锰酸钾的用量不够。此时，应将水样稀释倍数加大后再测定。

（2）在酸性条件下，$Na_2C_2O_4$ 和 $KMnO_4$ 的反应温度应保持在 $60\sim80℃$，所以滴定操作必须趁热进行，若溶液温度过低，需适当加热。

七、思考与讨论

（1）本法中用硫酸酸化，能否改用盐酸或硝酸？为什么？

（2）在滴定操作过程中应如何控制滴定速度？为什么？

（3）制备高锰酸钾标准溶液时加热煮沸的目的是什么？

实验二十八　醋酸电离常数测定

一、目标要求

（1）了解 pH 法测定醋酸电离度和电离常数的原理；

（2）学习 pH 计使用方法，进一步练习滴定管、移液管等基本操作。

二、基本原理

醋酸（CH₃COOH 或简写成 HAc）是弱电解质，在溶液中存在如下电离平衡

$$HAc \rightleftharpoons H^+ + Ac^-$$

$$K_a^\ominus = \frac{c'(H^+)c'(Ac^-)}{c'(HAc)} = \frac{(c\alpha/c^\ominus)(c\alpha/c^\ominus)}{(c-c\alpha)/c^\ominus} \approx c\alpha^2/c^\ominus$$

式中，$c'(H^+)$、$c'(Ac^-)$ 和 $c'(HAc)$ 分别为 H^+、Ac^-、HAc 的相对平衡浓度；$K_a^\ominus$ 为电离常数。醋酸溶液的总浓度 c 可以用标准 NaOH 溶液滴定测得。其电离出来的 H^+ 的浓度可在一定温度下用 pH 计测定醋酸溶液的 pH 值，根据 $pH = -\lg c'(H^+)$ 关系式计算出来。另外，再从 $c(H^+) = c(Ac^-) = c\alpha$，和 $c(HAc) = c-c(H^+) \approx c$ 的关系式求出 $c(Ac^-)$ 和 $c(HAc)$，即可求得一系列醋酸溶液的 α 和 $K_a^\ominus$ 值，取其平均值即为在该温度下 HAc 的电离常数。

三、仪器与试剂

仪器：LpH-802 中文台式酸度计，容量瓶（50mL），吸量管（10mL），碱式滴定管（50mL），锥形瓶（250mL），烧杯（50mL）。

试剂：NaOH($0.2mol \cdot L^{-1}$，也可现场配制和标定)，HAc($0.2mol \cdot L^{-1}$)，酚酞指示剂。

四、操作步骤

（1）用 NaOH 标准溶液测定醋酸溶液的浓度（准确到三位有效数字） 用移液管准确吸取 3 份 25.0mL $0.2mol \cdot L^{-1}$ HAc 溶液，分别置于锥形瓶中，各加 2～3 滴酚酞指示剂。分别用 NaOH 标准溶液滴定至溶液呈现微红色，半分钟内不褪色为止。记录下所用 NaOH 溶液的体积（mL），计算出醋酸溶液的准确浓度。

（2）配制不同浓度的醋酸溶液 用吸量管或滴定管分别取 5.00mL，10.0mL 和 15.00mL 已知其准确浓度 HAc 溶液于 3 只 50mL 容量瓶中，用蒸馏水稀释至刻度，摇匀，制得不同浓度的 HAc 溶液。

（3）测定各醋酸溶液的 $c(H^+)$ 将配好的醋酸溶液和原醋酸溶液分别取 25mL 于四个干燥的 50mL 烧杯中，由稀到浓分别用 pH 计测定它们的 pH 值，并记录温度（室温）。pH 计的使用见【附】。

五、数据处理

1. 醋酸溶液的标定

项 目	1	2	3
NaOH 标准溶液浓度 $c(NaOH)/mol \cdot L^{-1}$			

项　　目	1	2	3
NaOH 标准溶液终读数/mL			
NaOH 标准溶液初读数/mL			
消耗 NaOH 标准溶液体积 V(NaOH)/mL			
HAc 溶液体积 V(HAc)/mL	25.00	25.00	25.00
c(HAc)/mol·L^{-1}			
$\bar{c}$(HAc)/mol·L^{-1}			
$R\bar{d}$(相对平均偏差)			

2. 醋酸电离常数的测定

项　　目	1	2	3	4
$\bar{c}$(HAc)/mol·L^{-1}				
HAc 溶液体积 V(HAc)/mL	5.00	10.00	15.00	50.00
稀释后 HAc 溶液浓度 c(HAc)/mol·L^{-1}				
pH				
c(H$^+$)/mol·L^{-1}				
α/%				
电离常数 K_a				
电离常数平均值 $\bar{K}_a$				
$R\bar{d}$(相对平均偏差)				

六、要点提示

(1) 平行滴定时指示剂的用量要一致。

(2) 滴定操作要规范，要控制好终点前的半滴操作。

(3) 测量 pH 值之前，烧杯必须洗涤并干燥。

(4) 复合电极要轻拿轻放，避免损坏。

(5) 测定不同浓度醋酸溶液的 pH 值时，宜按由稀到浓的顺序测定。

七、思考与讨论

(1) 当 HAc 完全被 NaOH 中和时，反应终点时溶液的 pH 是否等于 7，为什么？

(2) 同温度下不同浓度的 HAc 溶液的电离度是否相同？电离常数是否相同？

(3) 在实验中，直接用 pK_a＝pH 关系进行计算，对结果有什么影响？

【附】

LpH-802 中文台式酸度计操作步骤

1. 装配：请按图 4-13 所示装配酸度计。

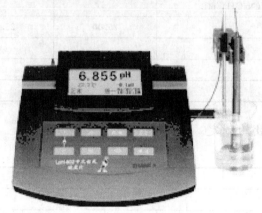

图 4-13 LpH-802 中文台式酸度计示意图

2. 通电预热 30min。

3. 按"退出"键进入主菜单，按" ≪、≫"键将光标移到"标定"项，按"确认"键进入标定方法选择界面，按" ≪、≫"键选择"两点标定"，按"确认"键即可按如下步骤进行标定。

首先应确保 pH 复合电极完全置入已知 pH 的溶液中。

按提示准备好后，选择"完成"。

建议用户选比较接近被测液的两种标液之一。三种标液的理想 mV 数（25℃）为：

4.00pH——＋177.5mV

6.86pH——＋8.3mV

9.18pH——－129.0mV

待显示的 mV 数稳定后，才能进行下一步。还应观察稳定后的 mV 数是否与该标液的理想值相近，如差得太远，得找原因，不要急于选"稳定"。

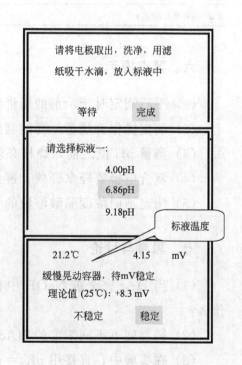

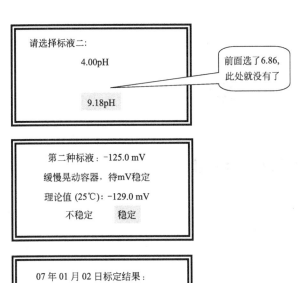

请选择标液二：

4.00pH

前面选了6.86，此处就没有了

9.18pH

第二种标液：-125.0 mV

缓慢晃动容器，待mV稳定

理论值（25℃）：-129.0 mV

不稳定　　稳定

07 年 01 月 02 日标定结果：

E0=××.××mV　误差:×.××pH

S=×.×××　　误差:××.××%

合格　失败

08 年 01 月 02 日标定结果：

E0=××.××　　误差:×.××pH

S=×.×××　　误差:××.××%

存储完毕

请将电极取出，洗净，用滤

纸吸干水滴，放入标液中

等待　　完成

选另一个较接近被测 pH 的标液（如 9.18）。

因选的第二种标液是 9.18pH，mV 数又稳定在 -125.0，距 -129.0 很近，可选"稳定"进行下一步了。

"误差"说明了电极的老化程度，失效的电极误差很大。此时，用户要做出判断，看标定结果是否合乎要求，具体值就要用户自己根据现场对测量精度的具体要求等多种因素确定。

如选择"合格"，标定的结果自动存储，3s 后显示消出，进入测量态。在"E0.S 值查询"和"参数"菜单中可查询到。如选"失败"，将退到"标定"子菜单。

标定结束，按屏幕操作，选择"完成"便可以进行测量。

4. 将电极插入装有被测水样的烧杯中，（注意不要接触杯壁或杯底）水样稳定后，即可读数。

5. 测量完毕后，取出复合电极，用蒸馏水淋洗电极，套上复合电极帽，并关闭电源。

附　录

一、实验综合练习

（一）

一、单项选择题

1. 高级分析工是属国家职业资格等级（　　）。

A. 四级　　　　　B. 三级　　　　　　C. 二级　　　　　　　D. 一级

2. 为了保证检验人员的技术素质，可从（　　）。

A. 学历、技术职务或技能等级、实施检验人员培训等方面进行控制

B. 具有良好的职业道德和行为规范方面进行控制

C. 学历或技术职务或技能等级两方面进行控制

D. 实施有计划和针对性地培训来进行控制

3. 各行各业的职业道德规范（　　）。

A. 完全相同　　　　　　　　　B. 有各自的特点

C. 适用于所有的行业　　　　　D. 适用于服务性行业

4. 我国的法定计量单位是（　　）。

A. 国际单位制

B. 国家行业单位

C. 国际单位制计量单位和国家选定的其他计量单位

D. 以上说法都不对

5. 按《标准化法》规定，必须执行的标准，和国家鼓励企业自愿采用的标准是（　　）。

A. 强制性标准、推荐性标准　　　B. 地方标准、企业标准

C. 国际标准、国家标准　　　　　D. 国家标准、企业标准

6. 可用下述哪种方法减少滴定过程中的偶然误差？（　　）

A. 进行对照试验　　　　　　　B. 进行空白试验

C. 进行仪器校准　　　　　　　D. 增加平行测定次数

7. pH＝5.26 中的有效数字是（　　）位。

A. 0　　　　　　　B. 2　　　　　　　C. 3　　　　　　　D. 4

8. 下列四组物质中，都不能使酸性 $KMnO_4$ 溶液褪色的是（　　）。

(1) C_2H_4　　(2) C_6H_6　　(3) H_2S　　(4) $C_6H_5CH_3$　　(5) C_3H_8

A. (2)(5)　　　　B. (2)(3)　　　　C. (4)(5)　　　　D. (1)(5)

9. 下列物质中属于纯净物的是（　　）。

A. 氯水　　　　　B. 液氯　　　　　C. 漂白粉　　　　D. 盐酸

10. 对于 H_2O_2 性质的描述正确的是（　　）。

A. 只有氧化性　　　　　　　　B. 只有还原性

C. 很稳定，不易发生分解　　　　D. 既有氧化性又有还原性

11. 酸碱滴定中选择指示剂的原则是（　　）。

A. 指示剂应在 pH＝7.0 时变色

B. 指示剂的变色点与化学计量点完全符合

C. 指示剂的变色范围全部或部分落入滴定的 pH 突跃范围之内

D. 指示剂的变色范围应全部落在滴定的 pH 突跃范围之内

12. EDTA 与大多数金属离子的配位关系是（　　）。

A. 1∶1　　　　　B. 1∶2　　　　　C. 2∶2　　　　　D. 2∶1

13. 在含有 $0.01mol \cdot L^{-1}$ 的 I^-、Br^-、Cl^- 溶液中，逐滴加入 $AgNO_3$ 试剂，先出现的沉淀是（　　）。

$[K_{sp}(AgCl) > K_{sp}(AgBr) > K_{sp}(AgI)]$

A. AgI　　　　　B. AgBr　　　　　C. AgCl　　　　　D. 同时出现

14. 在测定废水中化学需氧量时，为了免去 Cl^- 的干扰，必须在回流时加入（　　）。

A. 硫酸汞　　　　B. 氯化汞　　　　C. 硫酸锌　　　　D. 硫酸铜

15. 净化铝电解厂烟气通常采用的吸附剂是（　　）。

A. 工业氧化铝粉末　　　　　　B. 氧化钙

C. 氢氧化钙　　　　　　　　　D. 活性炭

16. 某氯碱车间为检验氯气管道是否漏气以防止氯气毒性引起的危害，通常选用下列试剂中的（　　）。

A. 浓氨水　　　B. $AgNO_3$ 溶液　　C. 烧碱溶液　　　D. 淀粉 KI 溶液

17. 检验淀粉是否全部水解，可使用的试剂是（　　）。

A. 硝酸银　　　　　　　　　　B. 氯化铁

C. 新制的氢氧化铜　　　　　　D. 碘

18. 检查可燃气体管道或装置气路是否漏气，禁止使用（　　）。

A. 火焰　　　　　　　　　　　　B. 肥皂水

C. 十二烷基硫酸钠水溶液　　　　D. 部分管道浸入水中的方法

19. 各种气瓶的存放，必须保证安全距离，气瓶距离明火在（　　）以上，避免阳光暴晒。

A. 2m　　　　　B. 10m　　　　　C. 20m　　　　　D. 30m

20. 应该放在远离有机物及还原物质的地方，使用时不能戴橡皮手套的是（　　）。

A. 浓硫酸　　　B. 浓盐酸　　　C. 浓硝酸　　　D. 浓高氯酸

21. 进行有危险性的工作，应（　　）。

A. 穿工作服　　B. 戴手套　　C. 有第二者陪伴　　D. 自己独立完成

22. 贮存易燃易爆，强氧化性物质时，最高温度不能高于（　　）。

A. 20℃　　　　B. 10℃　　　　C. 30℃　　　　D. 0℃

二、多项选择题

23. 分析检验人员一般具有（　　）能力。

A. 熟悉掌握所承担的分析、检验任务的技术标准、操作规程

B. 认真填写原始记录，分析测定数据的

C. 能按操作规程正确使用分析仪器、设备的

D. 根据分析项目要求，查找分析方法的

24. 以下用于化工产品检验的器具属于国家计量局发布的强制检定的工作计量器具是（　　）。

A. 分光光度计、天平　　　　　B. 台秤、酸度计

C. 烧杯、砝码　　　　　　　　D. 温度计、量杯

25. 标定 HCl 溶液常用的基准物有（　　）。

A. 无水 Na_2CO_3　　　　　　　B. 硼砂（$Na_2B_4O_7 \cdot 10H_2O$）

C. 草酸（$H_2C_2O_4 \cdot 2H_2O$）　　D. $CaCO_3$

26. 关于影响氧化还原反应速率的因素，下列说法正确的是（　　）。

A. 不同性质的氧化剂反应速率可能相差很大

B. 一般情况下，增加反应物的浓度就能加快反应速率

C. 所有的氧化还原反应都可通过加热的方法来加快反应速率

D. 催化剂的使用是提高反应速率的有效方法

27. 下列属于水体化学性污染的是（　　）。

A. 热污染　　　B. 酸碱污染　　　C. 有机有毒污染　　D. 悬浮物污染

28. 在实验中，遇到事故采取正确的措施是（　　）。

A. 不小心把药品溅到皮肤或眼内，应立即用大量清水冲洗

B. 若不慎吸入溴氯等有毒气体或刺激的气体。可吸入少量的酒精和乙醚的混合蒸汽来解毒

C. 割伤应立即用清水冲洗

D. 在实验中，衣服着火时，应就地躺下、奔跑或用湿衣服在身上抽打灭火

29. 下列各种装置中，能用于制备实验室用水的是（　　）。

A. 回馏装置　　　B. 蒸馏装置　　　C. 离子交换装置　D. 电渗析装置

三、判断题

30. （　　）分析检验的目的是为了获得样本的情况，而不是为了获得总体物料的情况。

31. （　　）所有的盐都能水解。

32. （　　）用纯水洗涤玻璃仪器时，使其既干净又节约用水的方法原则是少量多次。

33. （　　）用 EDTA 滴定时，消除共存离子干扰的通用方法是控制溶液的酸度。

34. （　　）水的微生物学指标包括细菌总数、大肠菌群和游离性余氯。

35. （　　）氨基酸、蛋白质中氮的测定常用容量分析法。

36. （　　）化验室的安全包括：防火、防爆、防中毒、防腐蚀、防烫伤、保证压力容器和气瓶的安全、电器的安全以及防止环境污染等。

答　　案

一、单项选择题

1. B　2. C　3. B　4. C　5. A　6. D　7. B　8. A　9. B　10. D　11. C　12. A
13. A　14. A　15. D　16. A　17. D　18. A　19. B　20. D　21. C　22. C

二、多项选择题

23. ABCD　24. AB　25. AB　26. ABD　27. BC　28. AB　29. BCD

三、判断题

30. ×　31. ×　32. √　33. ×　34. √　35. ×　36. √

（二）

一、单项选择题

1. 实验室由以下基本要素构成（　　）。

A. 明确的实验室任务　　　　　　B. 一定数量的实验室工作人员

C. 必要的实验室用房及其他硬件　　D. 必要的实验室经费

2. 为了保证检验人员的技术素质，可从（　　　）。

A. 学历、技术职务或技能等级、实施检验人员培训等方面进行控制

B. 具有良好的职业道德和行为规范方面进行控制

C. 学历或技术职务或技能等级两方面进行控制

D. 实施有计划和针对性地培训来进行控制

3. 化学检验工的职业守则最重要的内涵是（　　　）。

A. 爱岗敬业，工作热情主动

B. 认真负责，实事求是，坚持原则，一丝不苟地依据标准进行检验和判定

C. 遵守劳动纪律

D. 遵守操作规程，注意安全

4. 国家标准有效期一般为（　　　）。

A. 2 年　　　　　　B. 3 年　　　　　　C. 5 年　　　　　　D. 10

5. 实验室所使用的玻璃量器，都要经过（　　　）的检定。

A. 国家计量基准器具　　　　　　B. 国家计量部门

C. 地方计量部门　　　　　　　　D. 社会公用计量标准器具。

6. 下述论述中错误的是（　　　）。

A. 方法误差属于系统误差　　　　B. 系统误差包括操作误差

C. 系统误差呈现正态分布　　　　D. 系统误差具有单向性

7. 分析工作中实际能够测量到的数字称为（　　　）。

A. 精密数字　　B. 准确数字　　C. 可靠数字　　D. 有效数字

8. 盛放浓盐酸的试剂瓶敞口放置，时间长了，浓度变稀，是因为浓盐酸具有（　　　）。

A. 脱水性　　　　B. 吸水性　　　　C. 挥发性　　　　D. 酸性

9. 酸雨的形成主要是由于（　　　）。

A. 森森遭到乱砍滥伐，破坏了生态平衡

B. 汽车排出大量尾气

C. 大气中二氧化碳的含量增多

D. 工业上在大量燃烧含硫燃料

10. 标定 NaOH 溶液常用的基准物是（　　　）。

A. 无水 Na_2CO_3　　　　　　　　B. 邻苯二甲酸氢钾

C. $CaCO_3$　　　　　　　　　　　D. 硼砂

11. 直接与金属离子配位的 EDTA 型体为 (　　)。

A. H_6Y^{2+}　　　　B. H_4Y　　　　C. H_2Y^{2-}　　　　D. Y^{4-}

12. 标定 $KMnO_4$ 时，第 1 滴加入没有褪色以前，不能加入第 2 滴，加入几滴后，方可加快滴定速度原因是 (　　)。

A. $KMnO_4$ 自身是指示剂，待有足够 $KMnO_4$ 时才能加快滴定速度

B. O_2 为该反应催化剂，待有足够氧时才能加快滴定速度

C. Mn^{2+} 为该反应催化剂，待有足够 Mn^{2+} 才能加快滴定速度

D. MnO_2 为该反应催化剂，待有足够 MnO_2 才能加快滴定速度

13. 从随机不均匀物料采样时，可在 (　　)。

A. 分层采样，并尽可能在不同特性值的各层中采出能代表该层物料的样品

B. 物料流动线上采样，采样的频率应高于物料特性值的变化须率，切忌两者同步

C. 随机采样，也可非随机采样

D. 任意部位进行，注意不带进杂质，避免引起物料的变化

14. 下列燃烧方法中，不必加入燃烧所需的氧气的是 (　　)。

A. 爆炸法　　　　　　　　B. 缓慢燃烧法

C. 氧化铜燃烧法　　　　　D. 爆炸法或缓慢燃烧法

15. 用来检验酒精中是否含有水的试剂是 (　　)。

A. $CuSO_4 \cdot 5H_2O$　　　　　　B. 无水硫酸铜

C. 浓硫酸　　　　　　　　D. 金属钠

16. 使用时需倒转灭火器并摇动的是 (　　)。

A. 1211 灭火器　　　　　　B. 干粉灭火器

C. 二氧化碳灭火器　　　　D. 泡沫灭火器

17. 蒸馏或回流易燃低沸点液体时操作错误的是 (　　)。

A. 在烧瓶内加数粒沸面防止液体暴沸

B. 加热速度宜慢不宜快

C. 用明火直接加热烧瓶

D. 烧瓶内液体不宜超过 1/2 体积

18. 有关电器设备防护知识不正确的是 (　　)。

A. 电线上洒有腐蚀性药品，应及时处理

B. 电器设备电线不宜通过潮湿的地方

C. 能升华的物质都可以放入烘箱内烘干

D. 电器仪器应按说明书规定进行操作

19. 下列药品需要用专柜由专人负责贮存的是（　　）。

　　A. KOH　　　　　　B. KCN　　　　　　C. KMnO₄　　　　　　D. 浓 H₂SO₄

20. 下面有关废渣的处理错误的是（　　）。

　　A. 毒性小稳定，难溶的废渣可深埋地下

　　B. 汞盐沉淀残渣可用焙烧法回收汞

　　C. 有机物废渣可倒掉

　　D. AgCl 废渣可送国家回收银部门

21. 因吸入少量氯气、溴蒸气而中毒者，可用（　　）漱口。

　　A. 碳酸氢钠溶液　　　　　　　　　　B. 碳酸钠溶液

　　C. 硫酸铜溶液　　　　　　　　　　　D. 醋酸溶液

22. 测定煤中挥发分时，采用下列哪种条件？（　　）

　　A. 在稀薄的空气中受热　　　　　　　B. 氧气流中燃烧

　　C. 隔绝空气受热　　　　　　　　　　D. 正常情况下受热

二、多项选择题

23. 建立实验室质量管理体系的基本要求包括（　　）。

　　A. 明确质量形成过程　　　　　　　　B. 配备必要的人员和物质资源

　　C. 形成检测有关的程序文件　　　　　D. 检测操作和记录

24. 下列属于标准物质特性的是（　　）。

　　A. 均匀性　　　　B. 氧化性　　　　C. 准确性　　　　D. 稳定性

25. 影响氧化还原反应方向的因素有（　　）。

　　A. 反应物浓度　　　　　　　　　　　B. 溶液酸度

　　C. 两电对电极电势差值　　　　　　　D. 固定不变

26. 在采毒性气体时应注意的是（　　）。

　　A. 采样必须执行双人同行制　　　　　B. 应戴好防毒面具

　　C. 采样应站在上风口　　　　　　　　D. 分析完毕球胆随意放置

27. 现代污水处理的方法有（　　）。

　　A. 物理方法　　　B. 化学方法　　　C. 生物方法　　　D. 物理化学方法

28. 标准物质的主要用途有（　　）。

　　A. 容量分析标准溶液的定值　　　　　B. pH 计的定位

　　C. 色谱分析的定性和定量　　　　　　D. 有机物元素分析

29. CO 中毒救护正确的是（　　）。

　　A. 立即将中毒者转移到空气新鲜的地方，注意保暖

　　B. 对呼吸衰弱者立即进行人工呼吸或输氧

C. 发生循环衰竭者可注射强心剂

D. 立即给中毒者洗胃

三、判断题

30.（　　）分析工作者只须严格遵守采取均匀固体样品的技术标准的规定。

31.（　　）测定的精密度好，但准确度不一定好，消除了系统误差后，精密度好的，结果准确度就好。

32.（　　）用 NaOH 标准溶液标定 HCl 溶液浓度时，以酚酞作指示剂，若 NaOH 溶液因贮存不当吸收了 CO_2，则测定结果偏高。

33.（　　）若某溶液中有 Fe^{2+}、Cl^- 和 I^- 共存，要氧化除去 I^- 而不影响 Fe^{2+} 和 Cl^-，可加入的试剂是 $FeCl_3$。

34.（　　）硫酸二甲酯、苯胺、苯酚都是有毒物质。

35.（　　）因高压氢气钢瓶需避免日晒，所以高压氢气瓶最好放在楼道或实验室里。

36.（　　）目前我国食品加工业多用苯甲酸及其钠盐和山梨酸及山梨酸钾作为防腐剂。

答　案

一、单项选择题

1. A　2. A　3. B　4. C　5. A　6. C　7. D　8. C　9. D　10. B　11. D　12. C　13. C　14. A　15. B　16. D　17. C　18. C　19. B　20. C　21. A　22. C

二、多项选择题

23. ABC　24. ACD　25. ABC　26. ABC　27. ABCD　28. ABCD　29. ABC

三、判断题

30. ×　31. √　32. √　33. √　34. √　35. ×　36. √

二、常见指示剂的变色范围及配制

1. 酸碱指示剂（18～25℃）

酸碱指示剂	变色范围	pK_a	颜色		浓度	用量/mL
			酸色	碱色		
百里酚蓝（麝香草酚蓝）	1.2～2.8	1.65	红色	黄色	1g指示剂溶于100mL 20%乙醇溶液	1～2
甲基黄	2.9～4.0	3.3	红色	黄色	0.1%的90%酒精溶液	1

续表

酸碱指示剂	变色范围	pK_a	颜色		浓度	用量/mL
			酸色	碱色		
甲基橙	3.1~4.4	3.4	红色	黄色	1g·L^{-1}的水溶液	1
溴酚蓝	3.0~4.6	3.85	黄色	蓝紫色	0.1%的20%酒精溶液或其钠盐水溶液	1
甲基红	4.4~6.2	4.95	红色	黄色	0.1%的60%酒精溶液或其钠盐水溶液	1
溴百里酚蓝(溴麝香草酚蓝)	6.2~7.6	7.1	黄色	蓝色	0.1%的20%酒精溶液或其钠盐水溶液	1
中性红	6.8~8.0	7.4	红色	黄色	0.1%的60%酒精溶液	1
酚红	6.7~8.4	7.9	黄色	红色	0.1%的60%酒精溶液或其钠盐水溶液	1
酚酞	8.0~10.0	9.1	无色	红色	0.5%的90%酒精溶液	1~3
百里酚酞(麝香草酚酞)	9.4~10.6	10	无色	蓝色	0.1%的90%酒精溶液	1~2

2. 酸碱混合指示剂

指示剂溶液的组成	变色时 pH	颜色		备注
		酸色	碱色	
一份 0.1%甲基黄乙醇溶液 一份 0.1%亚甲基蓝乙醇溶液	3.25	蓝紫色	绿色	pH=3.2 蓝紫色 pH=3.4 绿色
一份 0.1%六甲氧基三苯甲醇乙醇溶液 一份 0.1%甲基绿乙醇溶液	4	紫色	绿色	pH=4.0 蓝紫色
一份 0.1%甲基橙水溶液 一份 0.25%靛蓝二磺酸水溶液	4.1	紫色	黄绿色	
一份 0.1%甲基橙水溶液 一份 0.1%苯胺蓝水溶液	4.3	紫色	绿色	
一份 0.1%溴甲酚绿钠盐水溶液 一份 0.2%甲基橙水溶液	4.3	橙色	蓝绿色	pH=3.5 黄色 pH=4.05 绿色 pH=4.3 蓝绿色
三份 0.1%溴甲酚绿乙醇溶液 一份 0.2%甲基红乙醇溶液	5.1	酒红色	绿色	
一份 0.2%甲基红乙醇溶液 一份 0.1%亚甲基蓝乙醇溶液	5.4	红紫色	绿色	pH=5.2 红紫色 pH=5.4 暗蓝色 pH=5.6 暗绿色
一份 0.1%氯酚红钠盐水溶液 一份 0.1%苯胺蓝水溶液	5.8	绿色	紫色	pH=5.8 淡紫色
一份 0.1%溴甲酚绿钠盐水溶液 一份 0.1%氯酚红钠盐水溶液	6.1	黄绿色	蓝绿色	pH=5.4 蓝绿色 pH=5.8 蓝色 pH=6.0 蓝带紫色 pH=6.2 蓝紫色
二份 0.1%溴百里酚蓝钠盐水溶液 一份 0.1%石蕊精水溶液	6.9	紫色	蓝色	
一份 0.1%中性红乙醇溶液 一份 0.1%亚甲基蓝乙醇溶液	7	蓝紫色	绿色	pH=7.0 紫蓝色

续表

指示剂溶液的组成	变色时 pH	颜色		备注
		酸色	碱色	
一份 0.1%中性红乙醇溶液 一份 0.1%溴百里酚蓝乙醇溶液	7.2	玫瑰色	绿色	pH=7.0 玫瑰色 pH=7.2 浅红色 pH=7.4 暗绿色
二份 0.1%氮萘蓝乙醇 50%溶液 一份 0.1%酚红乙醇 50%溶液	7.3	黄色	紫色	pH=7.2 橙色 pH=7.4 紫色 放置后颜色逐渐退去
一份 0.1%溴百里酚蓝钠盐水溶液 一份 0.1%酚红钠盐水溶液	7.5	黄色	紫色	pH=7.2 暗绿色 pH=7.4 淡紫色 pH=7.6 深紫色
一份 0.1%甲酚红钠盐水溶液 三份 0.1%百里酚蓝钠盐水溶液	8.3	黄色	紫色	pH=8.2 玫瑰红色 pH=8.4 清晰的紫色
二份 0.1%1-萘酚酞乙醇溶液 一份 0.1%甲酚红乙醇溶液	8.3	浅色	紫色	pH=8.2 淡紫色 pH=8.4 深紫色
一份 0.1%1-萘酚酞乙醇溶液 三份 0.1%酚酞乙醇溶液	8.9	浅红色	紫色	pH=8.6 浅绿色 pH=9.0 紫色
一份 0.1%酚酞乙醇溶液 二份 0.1%甲基绿乙醇溶液	8.9	绿色	紫色	pH=8.8 浅蓝色 pH=9.0 紫色

参 考 文 献

[1] 陆旋等 . 基础化学实验指导 . 北京：化学工业出版社，2007.

[2] 柯伙钊 . 药用基础化学实验 . 北京：中国医药科技出版社，2008.

[3] 李秋荣等 . 有机化学及实验 . 北京：化学工业出版社，2009.

[4] 谢庆娟 . 分析化学实验 . 北京：人民卫生出版社，2006.

[5] 武汉大学 . 分析化学实验 . 第 5 版 . 北京：高等教育出版社，2011.

[6] 苗凤琴等 . 分析化学实验 . 第 3 版 . 北京：化学工业出版社，2010.

[7] 王彤等 . 分析化学实验 . 第 2 版 . 北京：高等教育出版社，2013.